博碩文化

博碩文化

圖解 人體病理學

揭開身體異常與疾病成因的真相

Unveiling the Truth Behind Bodily Abnormalities and the Origins of Disease

深入細胞與基因的世界，揭示疾病的本質！

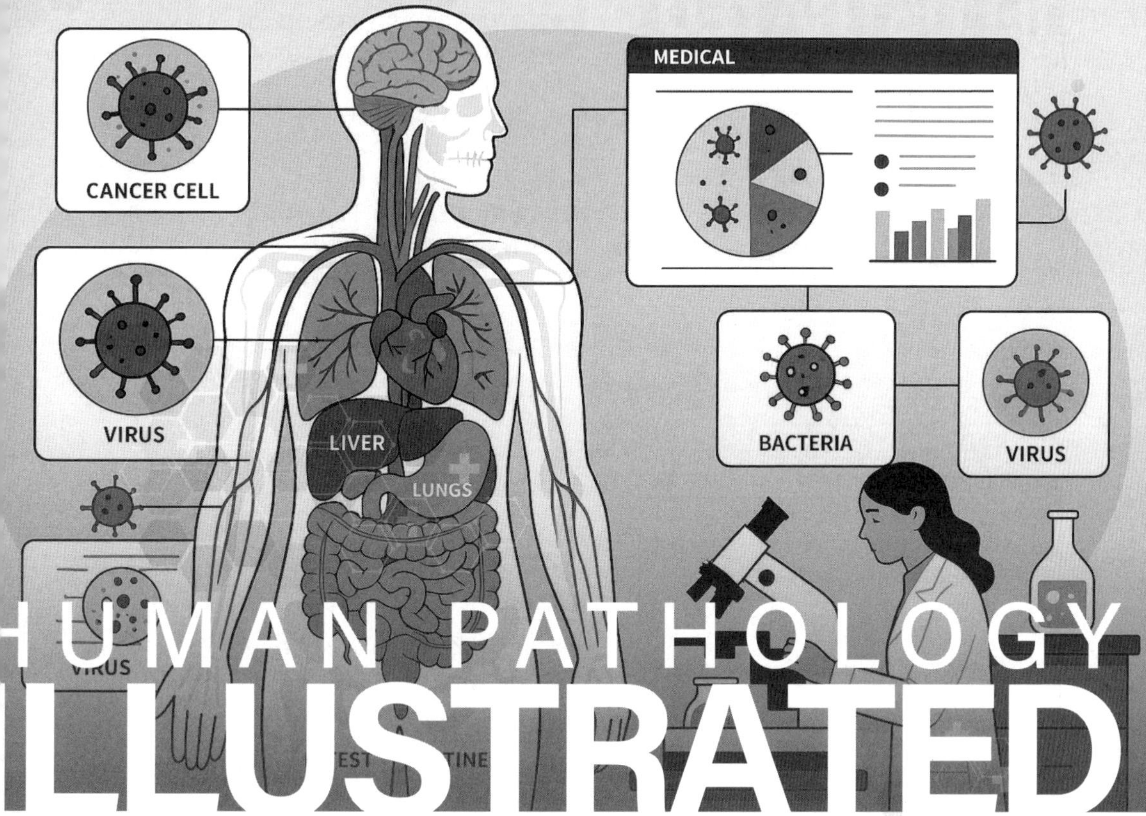

HUMAN PATHOLOGY ILLUSTRATED

- 代謝是生命的引擎，失衡則是慢性病的溫床
- 深入基因與遺傳訊息，理解疾病如何由內而生
- 從病理角度理解衰老，解讀生命歷程中的風險與可能
- 從基因突變、細胞壞死到癌症機制，一步步揭開病變真相

Kevin Chen 著

博碩文化

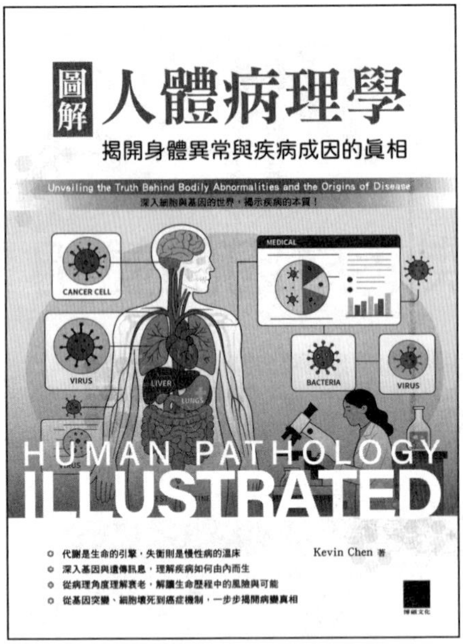

本書如有破損或裝訂錯誤，請寄回本公司更換

作　　者：Kevin Chen
責任編輯：林楷倫

董 事 長：曾梓翔
總 編 輯：陳錦輝

出　　版：博碩文化股份有限公司
地　　址：221 新北市汐止區新台五路一段 112 號 10 樓 A 棟
電話 (02) 2696-2869　傳真 (02) 2696-2867

發　　行：博碩文化股份有限公司
郵撥帳號：17484299　戶名：博碩文化股份有限公司
博碩網站：http://www.drmaster.com.tw
讀者服務信箱：dr26962869@gmail.com
訂購服務專線：(02) 2696-2869 分機 238、519
（週一至週五 09:30 ～ 12:00；13:30 ～ 17:00）

版　　次：2025 年 6 月初版一刷

博碩書號：MO22502
建議零售價：新台幣 450 元
I S B N：978-626-414-230-4
律師顧問：鳴權法律事務所 陳曉鳴律師

國家圖書館出版品預行編目資料

圖解人體病理學：揭開身體異常與疾病成因的真相 / Kevin Chen 著 . -- 初版 . -- 新北市：博碩文化股份有限公司 , 2025.06

面；　公分

ISBN 978-626-414-230-4(平裝)

1.CST: 病理學

415.1　　　114007228

Printed in Taiwan

商標聲明

本書中所引用之商標、產品名稱分屬各公司所有，本書引用純屬介紹之用，並無任何侵害之意。

有限擔保責任聲明

雖然作者與出版社已全力編輯與製作本書，唯不擔保本書及其所附媒體無任何瑕疵；亦不為使用本書而引起之衍生利益損失或意外損毀之損失擔保責任。即使本公司先前已被告知前述損毀之發生。本公司依本書所負之責任，僅限於台端對本書所付之實際價款。

前言

人生在世，很難躲過生病。可是，我們是否曾想過，當我們生病的時候，身體到底發生了什麼？為什麼一個小小的細菌會讓我們發燒、咳嗽、渾身無力？為什麼有些人一感冒就好得快，有些人卻拖成肺炎？為什麼有人天生帶著某種疾病的基因，而有的人活了一輩子卻從沒進過醫院？為什麼明明吃得一樣、動得一樣，有人血糖正常，有人卻被診斷為糖尿病？這些看似複雜又陌生的問題，其實都可以用一門科學來回答——這門科學就是病理學。

如果說生理學是研究「身體如何正常運作」的學問，那病理學，就是研究「身體什麼時候出了問題、怎麼出的問題」。

我們之所以會生病，歸根究柢，是身體的一部分或多部分開始「運行失常」了。而病理學就是去追蹤這種「失常」，找出它的來源、發展過程、破壞機制，甚至它可能演變成什麼樣。換句話說，病理學是疾病背後的偵探科學，它不僅告訴你「出了什麼問題」，更重要的是告訴你「為什麼會出問題」。

過去，人們對病的認識多半來自經驗——哪疼了、哪不舒服、吃點什麼能緩解。但醫學的發展，讓我們不再停留在表面症狀的處理上，而是深入到細胞、基因、代謝、免疫等層面，去尋找真正的「幕後黑手」。病理學就是這樣一座橋樑，它把基礎醫學和臨床實踐連接在一起。一端是生物、化學、細胞學，另一端是醫生的診斷和治療。病理學讓我們「不只是看病，更要看清病的本質」。

如果我們知道了疾病這個病徵形成背後的病理與原因，我們就能夠有機會從本質上去改善，並且獲得比較好的治癒結果。

而我寫這本書的目的，就是希望幫助大家能夠對疾病有更深的理解。它不是一本晦澀難懂的醫學教科書，而是一本充滿趣味、易於理解的病理學指南，是一本適合大眾閱讀的通識書。

這本書的開篇，就會帶我們認識什麼是病理學——它並不神秘，它的目的是讓我們理解疾病的來龍去脈，讓我們不再只是「對症處理」，而是「對因而治」。你會看到病理學有多種「流派」：有的透過顯微鏡觀察組織切片，有的用免疫標記追蹤特定分子，有的靠基因定序去揭開遺傳層面的秘密。今天，藉助科技的力量，病理學已經變得越來越精細、精準，它正在成為現代醫學最重要的「導航系統」。

那麼，疾病究竟是如何開始的？很多時候，疾病的種子早在基因層面就已種下。我們的身體是基因決定的藍圖，但藍圖也會有誤差。基因突變、染色體異常、遺傳缺陷……這些「看不見的錯誤」可能在出生時就存在，也可能在生活中慢慢積累。有些基因變異不會帶來任何問題，有些則是致病的關鍵。第二型糖尿病、某些癌症、家族性高血脂，這些我們熟知的病，很多時候都是「先天」和「後天」共同作用的結果。理解這一點，我們就不再簡單地歸咎於「吃多了」、「不運動」，而是學會用更科學、更全面的角度去看待健康和疾病。

此外，我們還將深入到細胞的世界。細胞是生命的基本單位，也是疾病發生的第一現場。當細胞受到壓力、毒素、病毒的攻擊時，它會如何反應？會受傷？會死亡？還是會發生一場「變異」？那麼，細胞如何應對這些挑戰，又是如何一步步從健康走向病變的。到後面，你會看到，癌症其實並不是某一天突然爆發的，而是細胞在經歷無數次失控之後，最終「叛變」的結果。

當然，並不是所有的病都源自我們身體自身的問題。有時候，真正的敵人來自外部——病毒、細菌、真菌、寄生蟲，它們是入侵者，也是人類健康歷史上最頑強的對手。你會看到，為什麼我們離不開疫苗，為什麼抗生素能救命也能致命，為什麼足癬這種看似小病也可能反復發作，甚至帶來更大的麻煩。本書還將帶大家一同回顧COVID-19、愛滋病等重大傳染病背後的病理機制，看看病原體是如何一步步突破人體防線，引發一場全身性的健康危機。

我們將聚焦另一個被忽視但又極其關鍵的問題：代謝。我們每天吃進的食物，不只是用來填飽肚子，它還要經過消化、吸收、轉化，成為身體的能量來源、構建材料。如果這套系統出錯，會發生什麼？答案就是肥胖、高血糖、脂肪肝、代謝症候群這些現代人最頭痛的「文明病」。為什麼有的人吃不胖，有的人容易胖？為什麼有人血糖一直正常，有人卻控制不住？代謝系統的失調，其實是非常早就開始的「慢性演變」。因此，我還會帶大家理清糖、脂肪、蛋白質三大營養物質的代謝路徑，揭示它們一旦走偏，會對身體造成哪些傷害。

在這本書裡，我們還會談一個每個人都無法迴避的問題：衰老與疾病。年紀大了就一定會生病嗎？為什麼有的人七八十歲仍然硬朗，有的人五十出頭就疾病纏身？你將看到，衰老不只是皮膚變鬆、頭髮變白，它背後是細胞修復能力下降、免疫功能減弱、慢性炎症累積、代謝效率降低等一系列深層機制。衰老不是一夜之間的改變，而是幾十年積累下來的結果。但這並不意味著你無能為力，理解衰老的過程，其實就是理解我們如何延緩衰老、如何更健康地活下去。

病理學從來不只是醫生和研究者的事。它關乎我們每一個人，因為每個人都會生病，每個人都想活得更健康、更有品質。這本書，就是為了讓病理學進入每個人的生活。它沒有艱澀難懂的專業術語，只有貼近生活的例子、科學的解釋、清晰的邏輯。它既可以幫我們理解疾病的一些原理，以及醫生的診斷，也能幫助我們識別健康謠言、預防慢性病，更重要的是，它能改變我們看待疾病的方式，讓我們不再只是被動接受，而是主動理解、預判、應對。

本書不是要讓我們每個人都成為病理學家，而是希望，每個人都能更懂得自己的身體，學會與疾病打交道的智慧。現在，讓我們一起走進病理學的世界，去揭開疾病的真相，看清身體出錯時的蛛絲馬跡，重新認識那個正在變化的你自己。

目錄

4 CHAPTER 入侵的病原體

5 CHAPTER 失調的代謝

6 CHAPTER 慢性炎症的真面目

7 CHAPTER 衰老和疾病

1

CHAPTER

探尋疾病的原理

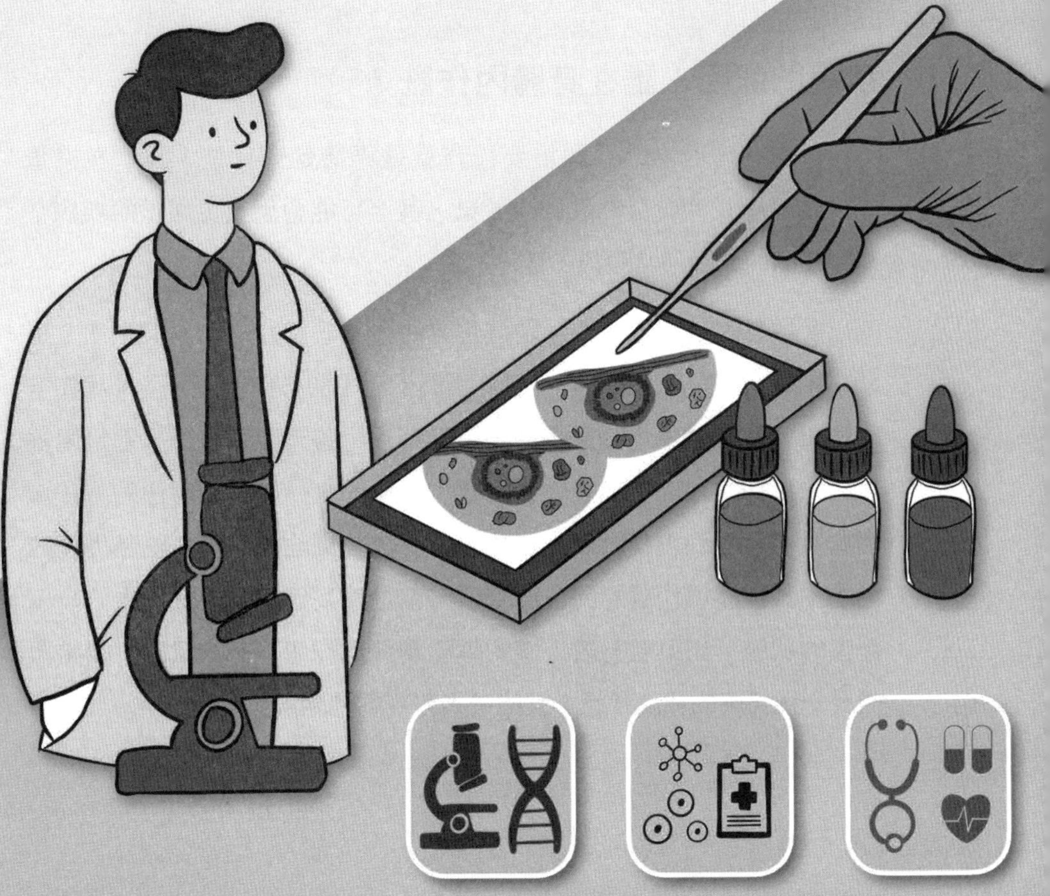

1.1 病理學：認識疾病的科學

病理學是一門專注於研究疾病的科學。是醫學領域的一門分支學科，是專門探討疾病在個體身上發生的原因、發展過程與變化，以及疾病在整個發展過程中對患者產生的各種影響。可以說，病理學是一門研究疾病發生、發展原因與規律的醫學基礎學科，是一門探究疾病本質的醫學基礎學科。因此，病理學側重關注的是疾病的原因、發展過程、對身體的影響以及如何進行分類和診斷。雖然聽起來有點複雜，但實際上，病理學是非常貼近人民的，涵蓋許多日常中經常遇到的健康問題。

疾病的起因：誰在身體內作亂？

首先，病理學的一個重要任務就是弄清楚究竟是「誰」在搗蛋——為什麼我們會突然感冒、感染，甚至可能會患上更嚴重的疾病？導致疾病的原因通常不只一種。

疾病起因研究的核心問題就是弄明白到底是什麼讓我們生病？是外在因素（如細菌、病毒），還是我們生活中的一些環境因子，比如空氣污染或飲食習慣？其實不論是古代醫學，還是現代醫學，都是圍繞著尋找疾病的起因，或者說疾病產生的原因來試圖找到解決的方法。因此我們就看到古代醫學，比如中醫就談論到陰陽平衡、陰陽失調的問題。其實從現代醫學的角度來看，就是讓我們身體的臟器處於一個健康的狀態。如果能夠讓人體的陰陽調理到一個平衡的狀態，讓臟器處於一種健康的代謝狀態，就能最大程度的消除疾病的發生。

大多數的時候，我們最常想到的疾病原因就是外部因子的導入，從而改變了我們身體內因子的變化，比如，當你感染流感病毒時，病毒會進入你的呼吸道細胞，劫持它們的正常功能，迫使它們生產更多的病毒顆粒。這就是為什麼你會感到喉嚨痛、發燒和全身無力的原因。細菌也類似，它們可能經由傷口進入體內，導致感染和炎症反應。

病菌和病毒並不是唯一的外部「兇手」。環境因子也在我們的健康中扮演著關鍵角色。空氣污染、抽菸、不健康的飲食習慣——這些都可能是疾病的「誘因」。長期暴露在污染空氣中，可能會增加你患上呼吸系統疾病的風險，而高脂肪、高糖飲食可能會導致肥胖、糖尿病，甚至增加心臟病的發病率。

不過，有時候，疾病的根源並不在外部，而是深藏在我們自己的基因裡。我們的身體是由無數細胞組成的，每個細胞都有一套「操作手冊」——基因。這些基因決定了細胞如何工作、如何生長、如何修復自己。但當基因出了問題，比如發生了突變，細胞可能會不正常地工作，最終導致疾病。

一些癌症就是由基因突變引起的。當一個基因反復突變導致細胞失控地生長和分裂，癌症就可能開始發展。這種情況下，病理學家需要深入到分子層面，找出哪個基因發生了突變，從而確定疾病的根本原因。

另外，在很多情況下，疾病的起因並非單一因素，而是多個因素共同作用的結果。比如，心臟病的發生往往是生活方式（飲食不健康、缺乏運動）、遺傳因素（如家族史）、以及環境因子（如壓力大、污染）共同影響的結果。病理學家的任務，就是透過分析這些因素如何相互作用，來理解疾病的複雜性，進而協助臨床醫生制定全方位的治療策略。

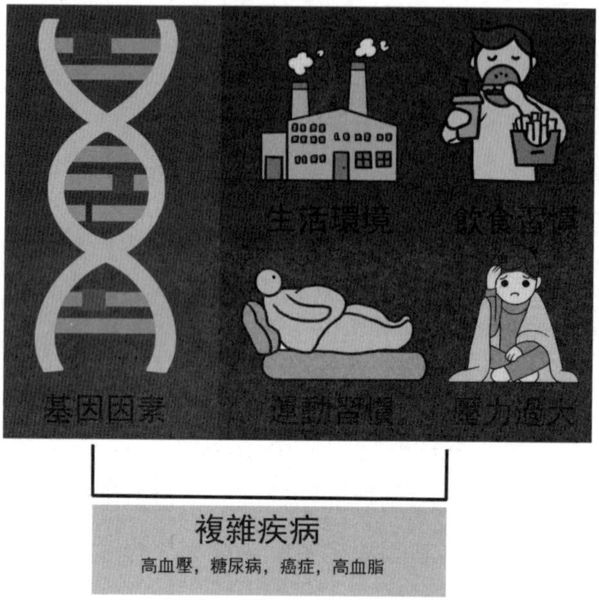

疾病的發展：身體的「回應」

當你身體的某個部位開始「罷工」時，整個身體都會進入「應急回應」狀態。在這一階段，病理學的主要任務就是解開這一連串的生物學「反應鏈」，理解疾病是如何逐步在體內擴展與惡化的過程。

疾病的發展通常從一些看似無關緊要的小症狀開始。你可能首先感覺到喉嚨有點不舒服，或者有點頭暈。這些輕微的不適，實際上是身體發出的第一道警訊，提醒我們某些系統可能已出現異常。

對此，病理學關注的是這些症狀背後的生物學變化。比如，當你感覺到喉嚨不舒服時，實際上可能是你的喉嚨黏膜受到了細菌或病毒的攻擊。這些病原體引發了局部的炎症反應，導致紅腫、疼痛和不適。病理學研究的就是這些病原體如何引發炎症反應，以及為什麼你的身體會對它們做出這樣的反應。

如果最初的症狀沒有得到有效控制，疾病可能會逐漸升級。最初只是喉嚨痛，但接著可能會開始發燒、咳嗽。發燒是身體的一種防禦機制，病理學要研究的是體溫升高背後的生理變化——發燒是因為體內的免疫系統在與感染作鬥爭時，會釋放一類稱為「細胞激素」的物質，這些物質透過血液迴圈到大腦的體溫調節中心，促使體溫升高，以幫助殺死入侵的病原體。

比如，咳嗽和痰液的產生則表明呼吸道正在試圖清除病原體和受損的細胞。痰是由氣管分泌的分泌物，主要用途是將異物、病原菌、病毒用黏液包覆並排出氣管之外，還有避免過於乾燥的效果等。通常在健康的時候分泌物會比較少，會靠著纖毛的運動將異物、微生物包覆並往喉嚨方向移動，但如果因為細菌感染或是其他慢性疾病讓氣管發炎，就可能讓氣管的分泌物分泌過剩，造成痰過多的問題，此時已經難以單靠纖毛的力量將痰排出，人體就會用咳嗽的方式來排出痰液。

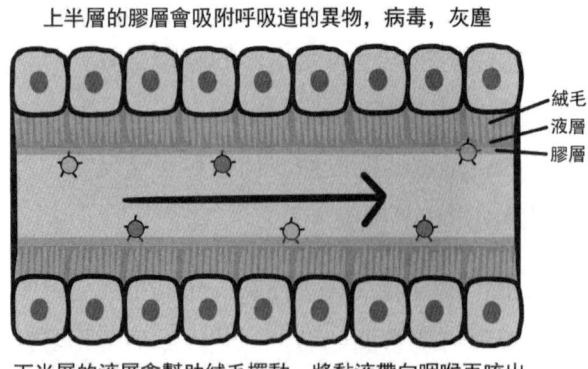

上半層的膠層會吸附呼吸道的異物，病毒，灰塵

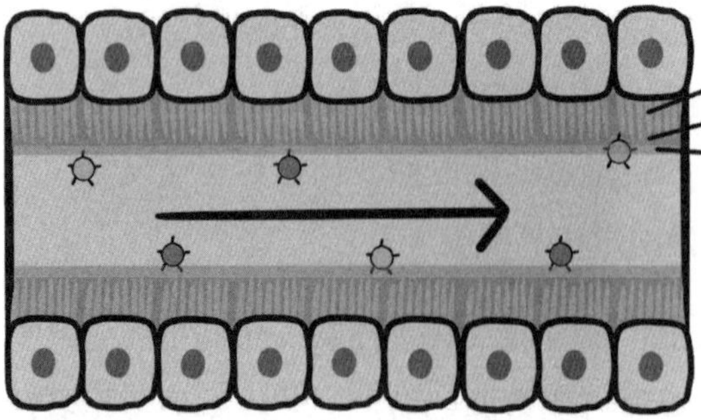

下半層的液層會幫助絨毛擺動，將黏液帶向咽喉再咳出

如果身體的防禦機制仍未能阻止病情的惡化，疾病可能會進一步發展，演變成更為嚴重的健康問題。以肺炎為例，最初的咳嗽和發燒可能逐漸加重，患者開始出現呼吸急促、胸痛，甚至需要住院治療。此時，病理學要研究的重點就變成了肺部組織的變化。在嚴重的肺炎病例中，病理學家會發現肺泡——負責氣體交換的細小囊泡——可能被炎性細胞和液體填充，導致呼吸困難。這種情況在顯微鏡下表現為肺組織的異常增厚和硬化，血液中的氧氣水準因此下降，這也是為什麼患者會感到呼吸困難的原因。

當然，病理學不僅僅是描述這些症狀如何演變成更嚴重的問題，更重要的是，它幫助醫生理解這些變化的根本原因。透過對疾病發展過程中的生物學變化進行深入研究，病理學家能夠揭示疾病的病理機制，從而為臨床醫生提供指導。

疾病的影響：身體內部的「診斷報告」

病理學不僅僅研究疾病的外在表現，還需要深入到身體內部，研究疾病對細胞與組織的具體影響。

細胞是人體身體的基本單位，就如同磚塊是建築的基本單位。當我們健康時，細胞之間協同工作，維持身體的正常運轉。然而，當疾病襲來時，細胞往往成為最早受損的部分。就像一座大樓的磚塊開始崩塌一樣，細胞的損傷會逐步影響整個組織和器官的功能。

比如，得了心臟病的病人，心臟裡的細胞會發生什麼變化？這些變化又是如何影響心臟的功能？這些都是病理學要解決的問題。唯有深入瞭解這些受損細胞的形態、結構，甚至分子層級的變化，我們才能瞭解疾病是如何從微觀層面影響到整個身體的運作。

同樣，在肝病中，肝細胞的損傷可能導致膽汁生成與代謝功能異常。這種損傷不僅影響肝臟的解毒功能，還可能引發全身性黃疸，患者的皮膚和眼白變黃。透過研究這些細胞和組織的具體變化，病理學家能夠解釋疾病的臨床表現，並幫助醫生制定相應的治療策略。

實際上，病理學的核心任務之一就是剖析疾病對細胞與組織的影響，從微觀層次上理解這些變化。病理學家透過顯微鏡觀察細胞的形態變化，分析它們的結構異常，甚至研究分子水準的改變。這些研究為我們揭示了疾病是如何從最基礎的細胞層面開始，逐步影響到整個身體的運作。

比如，在癌症研究中，病理學家不僅要確定腫瘤的類型，還要分析癌細胞的特徵，如細胞核的大小、分裂活躍度、以及細胞之間的相互關係。這些資訊對於判斷腫瘤的侵襲性與選擇治療方案，都具有關鍵性參考價值。

1.2 基礎醫學與臨床醫學的「橋樑」

病理學在醫學中的角色無可取代——它是基礎醫學與臨床醫學之間的「橋樑學科」。

病理學之所以被視為橋樑學科，一方面是因為病理學藉助解剖學、生理學和生物化學等基礎科學來深入剖析疾病的根源，理解疾病的發生、發展以及它們如何影響身體的每一個角落。另一方面，病理學又將這些原理應用到臨床實踐中，直接透過分析病人的組織、細胞和體液樣本，幫助臨床醫生做出準確的診斷和治療決策。病理學的雙重性使其能夠將抽象的科學理論轉化為實實在在的臨床應用。

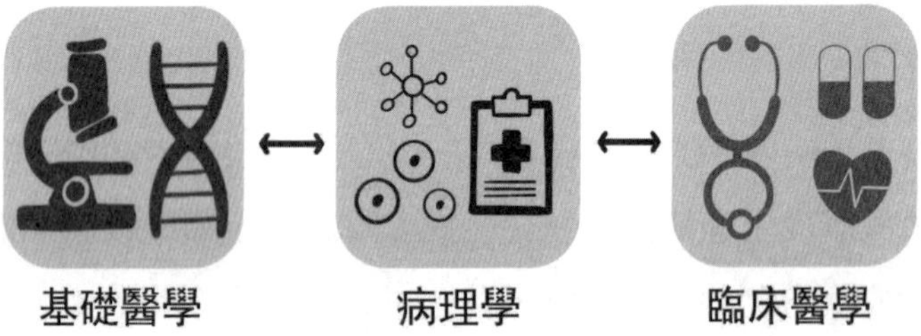

具體來看，基礎醫學研究的是人體在健康狀態下的形態結構、功能和代謝過程。比如，解剖學告訴我們心臟長什麼樣，生理學解釋心臟如何泵血，生物化學則深入探討心臟細胞如何透過化學反應產生能量。這些學科為我們描繪了一幅「健康人體」的全景圖。

但是，當人體進入疾病狀態時，這幅圖景開始發生變化。心臟的結構可能會因為動脈粥樣硬化而變得狹窄，心肌細胞可能會因為缺氧而受損，這些變化導致了各種症狀和體徵的出現，比如胸痛或氣短。

病理學就是在這個階段登場的學科，它研究的正是這些疾病狀態下的變化規律和特點——在疾病狀態下，人體的形態結構、功能和代謝發生了什麼改變？這些改變與臨床上出現的症狀和體徵之間有什麼關係？疾病最終會如何發展，治療後又會怎樣發展？

以心臟病為例，病理學不僅需要知道動脈粥樣硬化如何導致血管狹窄，還揭示了這種狹窄如何引發心肌缺氧，最終導致心絞痛甚至心肌梗塞。這些病理過程幫助醫生理解病人的症狀，並據此做出診斷和制定治療計畫。

可以說，病理學承載著基礎醫學與臨床醫學之間的過渡。在醫學學習中，病理學既是對前期基礎學科知識的總結和應用，又為後續的臨床學習打下了基礎。舉個例子，基於解剖學，我們能夠知道肺的結構，知道它由氣管、支氣管和肺泡等組成；基於生理學，我們會瞭解肺如何透過氣體交換為血液提供氧氣。而進入病理學，我們則會看到這些結構在疾病狀態下會如何變化，比如，支氣管在慢性支氣管炎中會增厚、變窄，肺泡在肺炎中可能充滿液體或炎性細胞。

病理學在醫學中的作用無可取代，這除了是因為它架起了基礎科學與臨床實踐之間的橋樑，更因為它在疾病診斷、治療和預防中發揮了關鍵作用。

臨床醫生透過病理檢查可以獲得關於疾病的關鍵資訊，比如腫瘤的性質、感染的類型、組織損傷的程度等。這些資訊直接影響到診斷的準確性和治療的選擇。比如，在癌症治療中，病理學檢查能夠明確腫瘤是良性還是惡性，以及腫瘤的分化程度，這些都決定了治療方案的制定。病理學也能預測疾病的發展趨勢，比如透過檢測癌症標誌物，協助醫生判斷患者對某些治療的反應。

1.3 病理診斷：找到「幕後黑手」

在醫院看病時，我們常常聽到醫生說「做個病理診斷吧」。病理診斷是疾病治療過程中極為關鍵的一環，簡單來說，病理診斷就是醫生透過顯微鏡和其他工具，仔細檢查從病人身體裡取出的組織或細胞樣本，找出疾病的根源。

病理診斷通常分為幾個步驟。首先是取樣，醫生會從病人的身體裡取出一小塊組織或一些細胞，這個過程稱為「活體組織檢查」。活體組織檢查的方法有很多種，有時候醫生會用一根細長的針頭輕輕刺入體內，取出一點組織樣本，這叫細針抽吸細胞學檢查（Fine Needle Aspiration，FNA）；有時候，醫生們會藉助內視鏡，深入體內的某個角落進行取樣；還有些時候，他們會直接從手術中切除的一部分腫塊中提取樣本。

這些寶貴的樣本不會被隨意擱置。它們會被立刻放進特殊的液體裡保存，這一過程就是「固定」，固定的目的是防止組織樣本變質，就像我們平時會用保鮮膜包裹食物一樣，避免它們受到外界的影響。然後，病理醫生會把這塊組織切成超薄的切片，通常比頭髮絲還要薄。

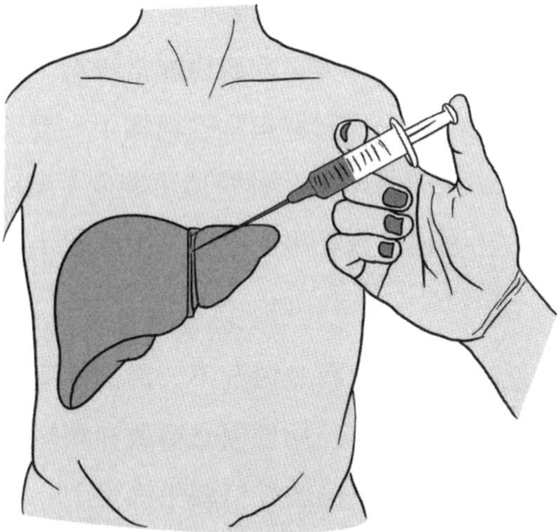

細針抽吸細胞學檢查 (FNA)

為了讓組織裡的細胞更清晰地展現出來，病理醫生會用各種染料對切片進行「上色」。這裡的「上色」並不是隨意塗鴉，而是使用專業的染料，讓不同的細胞結構顯示出不同的顏色。這樣一來，細胞核、細胞質等微小的細節就像彩色照片一樣，清晰地呈現在眼前。一旦染色完成，病理醫生就會用顯微鏡仔細觀察這些染色後的切片，尋找任何可能的線索——異常的細胞形態、組織結構的變化，以及一些可能暗示早期疾病的微小跡象。

病理醫生在觀察完所有的切片後，會寫出一份詳細的診斷報告。這份報告不僅包含了他們發現的病變，還會給出關於疾病的性質、發展階段，以及可能的治療建議。最後，臨床醫生才會根據這份報告，制定具體的治療計畫。

病理診斷看似單純，實則充滿挑戰。病理醫生需要具備高度觀察力與豐富的專業知識，因為許多早期病變非常細微，只有經驗老到的專家才能察覺。這就像在一片看似正常的組織中，發現一顆偽裝良好的「壞細胞」。此外，一些疾病的病變特徵可能並不明顯，需要病理醫生結合病人的病史、其他檢查結果，進行綜合分析，才能做出正確的診斷。

另一個挑戰是時間壓力。有些情況下，比如癌症手術，病理診斷需要在手術過程中即時完成——病理醫生需要在短短幾分鐘內，完成取樣、切片、染色和診斷，以協助外科醫生決定下一步手術的方案。這種快速診斷要求病理醫生既要準確，又要高效率，稍有差池就可能影響病人的治療效果。

怎麼知道自己是否罹癌？

如果在健康檢查或例行檢查中發現可疑跡象，比如肺部突然出現了一個模糊的陰影，心裡難免會產生一種不安的感覺——是不是出了什麼大問題？此時，病理檢查通常是最能提供明確答案的方式。實際上，絕大多數癌症的確診都需要經過病理檢查這一步驟。

醫生會從疑似病變的部位取出一小塊組織或細胞，這些樣本會被送到病理實驗室進行固定和切片，病理醫生會仔細觀察這些切片，尋找異常的細胞形態或排列——正常細胞通常排列整齊，而癌細胞往往表現出不規則的形狀和排列，甚至可能觀察到異常的分裂現象。

經過詳細的分析後，病理醫生會撰寫一份病理報告，這份報告將詳細說明是否存在癌症，以及癌症的類型和階段。如果病理醫生發現了癌細胞，他們會進一步分析這些細胞的類型，判斷癌症是良性還是惡性，以及它的發展速度。報告中的每一個細節都至關重要，它將幫助臨床醫生制定最合適的治療方案。以肺癌為例，如果報告顯示肺癌屬於早期且侷限在肺部，醫生可能會建議透過手術切除腫瘤。而如果癌症已經擴散，化療或放療可能是更好的選擇。

臨床診斷的「金標準」

病理診斷被譽為臨床診斷的「金標準」，它的獨特之處在於，它並不是僅僅依賴於患者的病史、症狀和體徵，也不是單純依靠各種影像學檢查，而是透過直接觀察和分析患者的組織和細胞樣本，提供最具客觀性和準確性的診斷結果。

顯然，與臨床上透過病史、症狀和體徵得出的分析性診斷不同，病理診斷具有更高的客觀性和精準度。臨床診斷會根據患者的症狀和體徵得出多個可能的診斷結果，甚至無法完全確定病因。這時候，影像學檢查—— X 射線、CT 或核磁共振等，可以提供進一步的線索，但它們通常只能看到組織或器官的宏觀變化，無法深入到細胞層面。相比之下，病理診斷透過活體組織檢查或屍體剖檢，直接觀察病變部位的組織和細胞，提供了更加確鑿的證據。

比如，影像學檢查可能會顯示肺部有一個陰影，但到底是良性結節還是惡性腫瘤，仍需要透過病理診斷來確認。病理診斷能夠揭示細胞的具體變化，比如細胞核的異型性、分裂活躍程度等，這些資訊對於明確病因和病情發展至關重要。

儘管病理診斷被視為「金標準」，但它並非絕對正確或無所不能的。病理診斷依賴於病理醫生的經驗和技術水準，在切片製作、染色、觀察和分析過程中，都可能受到主觀因素的影響。此外，有些疾病的早期病變可能非常細微，甚至在顯微鏡下也難以察覺。

特別是在一些複雜的癌症病例中，病理醫生可能需要結合患者的臨床資訊、影像學檢查結果，以及分子生物學檢測（如 PCR、原位雜交等）的資料，才能做出準確的診斷。病理診斷的精準度還依賴於醫生之間的溝通與合作，臨床醫生與病理醫生的緊密合作有助於減少漏診和誤診，確保患者得到最佳的治療方案。

1.4 病理診斷的四大門派

病理診斷主要可以分為四個大類：組織病理、細胞病理、免疫組織化學病理和分子病理。每一種方法都有其獨特的技術和應用場景。

組織病理：顯微鏡下的「解剖大師」

組織病理是透過觀察組織切片來發現病變。比如，一個人在一次皮膚檢查中，發現了一個長得有點可疑的痣。醫生為了確保安全，決定將這個痣切除。這時候，這塊切下來的組織就會被送到病理實驗室。

在實驗室裡，這塊組織首先會被固定在福馬林溶液中，以防止其變質或腐敗。接著，實驗室的技術人員會將這塊組織進行一系列處理，包括脫水、包埋、切片等步驟，最終將其切成比頭髮絲還要薄的切片。然後，這些切片會被染色，讓細胞結構在顯微鏡下清晰可見。

當病理醫生將這些切片放在顯微鏡下時，他們會透過分析細胞的形態、排列方式以及其他特徵，來判斷這塊組織是否正常。比如，這塊從皮膚上切下來的痣，可能看起來像是普通的色素增生，但在顯微鏡下，醫生可以觀察到其中的細胞形態是否發生了異常變化，從而判斷這是否是一種惡性病變，比如黑色素瘤。

組織病理檢查的應用場景非常廣泛。除了常見的皮膚痣切除外，還有很多其他情況也需要此類檢查。子宮內膜息肉的切除就是其中之一。當女性因月經異常、出血不止等症狀就醫時，醫生可能會進行子宮內膜息肉切除手術。切下來的息肉組織也會被送到病理實驗室，接受組織病理檢查。在顯微鏡下，病理醫生可以看到子宮內膜息肉的細胞結構是否正常，有沒有惡變的跡象。藉由組織病理檢查，醫生不僅能判斷息肉的性質，亦能排除或確認其他潛在病變。

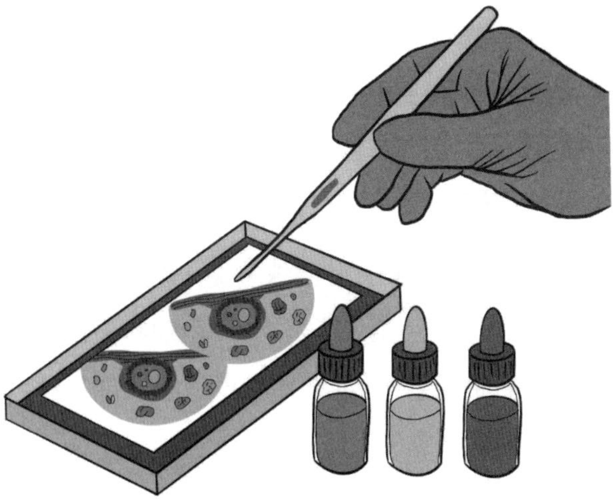

組織病理

細胞病理：從細胞形態判斷病因

細胞病理的主要任務是透過顯微鏡觀察細胞的形態變化，以判斷疾病的性質。

細胞病理主要依賴於從人體組織或器官表面獲取的細胞樣本，這些細胞有時為自然脫落的，比如口腔、子宮頸等部位的細胞；有時則需要透過細針穿刺等方法取得，比如甲狀腺腫塊的細胞樣本。這些採集到的細胞樣本會被製成切片或抹片，經過特殊染色後放在顯微鏡下進行觀察。

在顯微鏡下，醫生們可以透過細胞的形態、大小、排列方式等特徵來判斷這些細胞是否正常。正常細胞通常形態規則、排列有序；若出現細胞形態異常或分裂活躍，則可能已發生病變，甚至癌變。

細胞學檢查的應用範圍非常廣泛，其中最為人熟知的可能就是子宮頸抹片檢查。子宮頸抹片為女性常規健康檢查的一環，透過採集子宮頸表面的脫落細胞，醫生可以篩檢出子宮頸癌前病變。子宮頸癌是一種可經由早期篩檢與介入有效預防的癌症，而子宮頸抹片檢查正是預防過程中的關鍵環節。

當醫生透過顯微鏡觀察子宮頸抹片時，如果發現了不規則的細胞，比如細胞核變大、染色質增多等，可能會提示子宮頸上皮內贅瘤（CIN），這是一種癌前病變。若能在此階段發現異常並及時處置，往往可以有效預防子宮頸癌的發生。

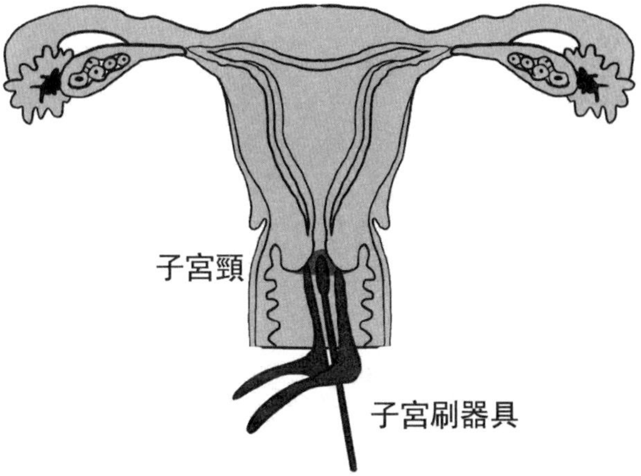

子宮頸抹片檢查

另一個典型的細胞病理檢查是甲狀腺腫塊穿刺檢查。當患者發現頸部出現腫塊，尤其是甲狀腺部位的腫塊時，醫生可能會建議進行細針穿刺（FNA）檢查。透過一根細小的針頭，醫生可以從腫塊中吸取一些細胞樣本，然後將這些樣本製成切片，送到病理實驗室進行顯微鏡下的觀察。透過觀察這些細胞，病理醫生可以判斷腫塊的性質：是良性結節還是甲狀腺癌？這種方法操作簡單、創傷小，但卻能提供重要的診斷資訊，是確定甲狀腺疾病性質的重要手段。

細胞學檢查的一個顯著優勢就是它的操作簡便、創傷小。與組織病理檢查相比，細胞學檢查通常不需要大規模手術或切除組織塊，只需獲取少量細胞樣本即可完成。此外，細胞學檢查在某些特定病變的早期篩檢中有著重要的作用。比如，子宮頸抹片檢查可以在早期發現子宮頸癌前病變，而在這些病變尚未發展為癌症時進行干預治療，可以極大地提高治癒率。

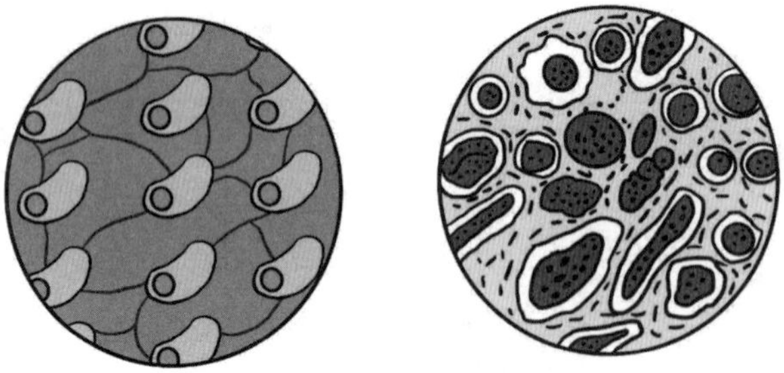

細胞病理

免疫組織化學病理：抗原與抗體的「互動」

免疫組織化學病理是一種結合免疫學與病理學的診斷方法——透過利用抗原和抗體之間特異性結合的原理，免疫組織化學可以在顯微鏡下精確定位和檢測組織或細胞內的特定物質，從而為疾病的診斷、尤其是腫瘤的診斷和鑑別診斷提供重要資訊。

抗原和抗體就像一對「天生一對」的鎖和鑰匙。抗原是細胞或組織中的特定物質，可能是蛋白質、糖類或者其他化學成分，而抗體則是能夠特異性識別並結合這些抗原的「探測器」。免疫組織化學檢查就是利用這種「鎖和鑰匙」的關係，將抗體標記上顏色或螢光，讓醫生在顯微鏡下清晰觀察這些抗原的位置和數量。

免疫組織化學病理的妙處在於它不僅能告訴醫生「這個物質存在」，還能夠精確地告訴他們「它在哪裡」。這種能力對於確定疾病的類型和來源至關重要。

比如，當醫生在常規檢查中發現卵巢癌變時，初步診斷可能是卵巢癌，但這並不一定意謂著癌症就是原發於卵巢。癌症有時候會「轉移」，從身體的一個部位「搬家」到另一個部位。所以，醫生需要進一步確定癌症的「原籍」——到底是卵巢本身的問題，還是其他器官的癌細胞轉移到了卵巢？

在這種情況下，透過檢測卵巢組織中的特定抗原，醫生可以判斷這些癌細胞是否來源於卵巢，還是從其他器官轉移而來。如果免疫組織化學檢測出卵巢組織中含有某種腸道癌特異性的抗原，那麼醫生就可以懷疑這可能是腸癌轉移，而不是卵巢本身的癌症。

免疫組織化學還能幫助醫生處理一些疑難雜症。比如在子宮頸鱗狀上皮內病變的診斷中，有時組織病理檢查無法給出明確的結論，醫生無法確定病變是良性還是惡性。這時候，透過對病變組織中的特定抗原進行檢測，醫生就可以更準確地判斷病變性質，從而指導下一步的診療計畫。

免疫組織化學不僅可以明確腫瘤原發部位、協助確定腫瘤的類型，還能幫助區分腫瘤的分級，甚至預測治療的效果。這對於制定個性化的治療方案具有重要意義。

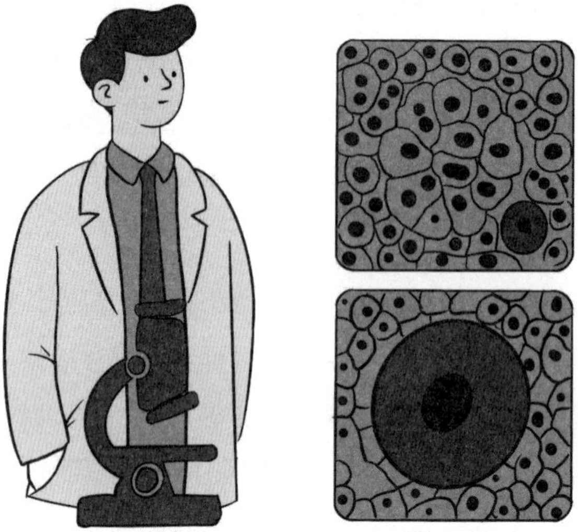

免疫組織化學病理

分子病理：從基因層面出發的診斷

分子病理是將分子診斷技術應用於病理診斷的一種新興技術。分子病理檢查的核心在於它透過分析基因、DNA、RNA 等分子水準的變化，來揭示疾病的根源。傳統的病理檢查主要依賴於顯微鏡下對細胞形態的觀察，而分子病理檢查則進一步探討這些細胞內的基因是否發生了突變、異常表達或者其他遺傳學變化。

在乳腺癌的分子病理檢查中，醫生會檢測腫瘤細胞中的特定基因是否發生了突變，特別是 HER2 基因。如果發現 HER2 基因擴增，這意謂著該乳腺癌細胞會快速生長和擴散，預後較差，但同時也提示該患者可能對抗 HER2 的標靶藥物治療有效。這種分子層面的資訊對於制定個性化治療方案至關重要。

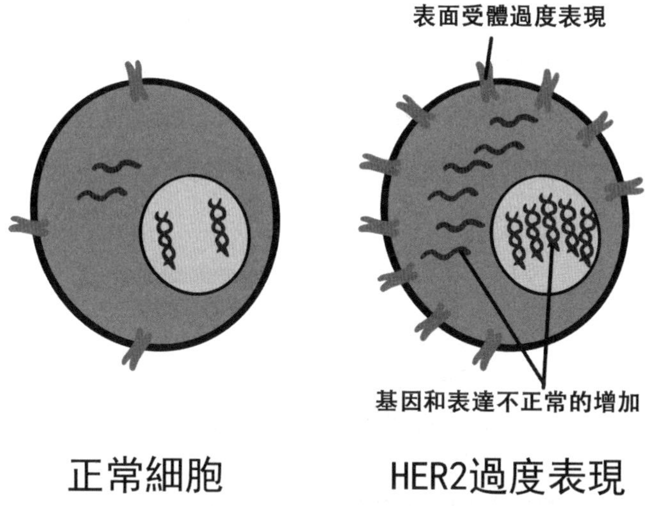

分子病理檢查的應用範圍非常廣泛，尤其是在腫瘤診斷和治療中發揮著重要作用。傳統的病理檢查雖然能夠幫助醫生識別出腫瘤的存在，並初步判斷其類型和分期，但分子病理檢查則進一步提供了關於腫瘤分子特徵的詳細資訊。

這種檢查不僅能夠幫助醫生更準確地對腫瘤進行分型，還可以預測患者對特定治療的反應。在肺癌治療中，醫生常常會透過分子病理檢查檢測 EGFR 基因的突變情況，如果檢測到 EGFR 突變，患者就有可能對 EGFR 抑制劑這種標靶治療藥物產生良好的反應。這種精準的治療方式大幅提高了治療的有效性，減少了不必要的副作用。

此外，分子病理檢查還可以用於判斷預後，即預測疾病的發展趨勢。在乳腺癌患者中，檢測到某些特定的基因突變可能意謂著腫瘤更容易復發，這提示醫生在治療後需要更加密切地隨訪和管理。

分子病理檢查不僅在癌症診斷和治療中發揮作用，還可以用於篩檢和預防遺傳性家族病。這些疾病通常由特定基因的突變引起，具有家族聚集性。透過分子病理檢查，醫生可以檢測出某些遺傳性疾病的致病基因，提前識別出家族成員中的高風險個體。

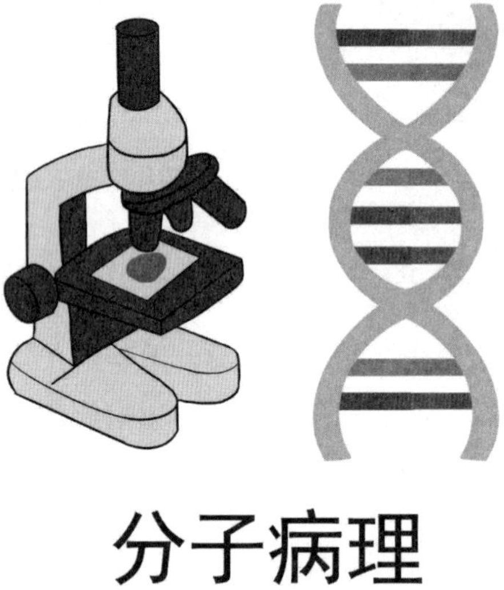

BRCA1 和 BRCA2 基因突變往往與乳腺癌和卵巢癌的高風險密切相關。透過分子病理檢查，攜帶這些基因突變的個體可以被提前篩檢出來，從而採取預防措施，如定期檢查或預防性手術，以降低患癌風險。這種基於分子水準的篩檢方式為個性化預防醫學打開了新的大門，使得醫生可以為患者提供更為定制化的健康管理建議，從而降低遺傳性疾病的發生率。

今天，分子病理檢查的發展正引領著醫學進入一個全新的時代——精準醫療時代。透過對患者基因組的全面分析，醫生們可以制定出更加個性化的治療方案，不再依賴於「一刀切」的傳統治療方法。

這種以患者個人基因特徵為基礎的治療策略，不僅能夠提高治療的效果，還能最大限度地減少治療的不良反應。

1.5 被科技重塑的病理學

近年來，病理學領域發生了深刻的變革，尤其是隨著數位病理學和人工智慧（AI）的崛起，這一學科正朝著更加精確和高效率的方向發展。這種技術革新不僅改變了疾病的診斷方式，還為未來的醫療帶來了新的可能性。

數位病理學：從玻片到螢幕

傳統的病理學依賴於顯微鏡下對玻片的手工分析，醫生們需要把從患者身上取下來的組織製成超薄的切片，經過染色處理後，放在顯微鏡下仔細觀察。透過分析這些切片中細胞的形態、排列和顏色變化，病理醫生可以判斷病變的性質，比如判斷腫瘤是良性還是惡性。

雖然這種方法在過去幾十年中非常有效，但它也有明顯的挑戰。首先，顯微鏡觀察是一個非常細緻的過程，醫生們需要集中精力，逐一檢查切片中的每一個細節，這非常耗時。其次，由於這種分析主要依賴於醫生的經驗和判斷，診斷結果可能會因人而異，甚至在不同時間段的同一位醫生那裡也可能有不同的解讀。

數位病理學的出現，改變了這一問題。數位病理學的核心思想是將傳統的玻片轉化為高解析度的數位圖像。這些圖像可以在電腦螢幕上進行分析，打破了顯微鏡觀察的侷限性。

透過數位病理學，病理醫生可以在螢幕上放大、縮小、標注和比對組織切片中的細節。這種數位化的方式不僅提高了診斷的準確性，還讓分析過程變得更加高效率。比如，醫生可以在螢幕上快速切換不同的圖像視角，甚至可以同時觀察多個切片，從而更全面地瞭解病變的範圍和特徵。

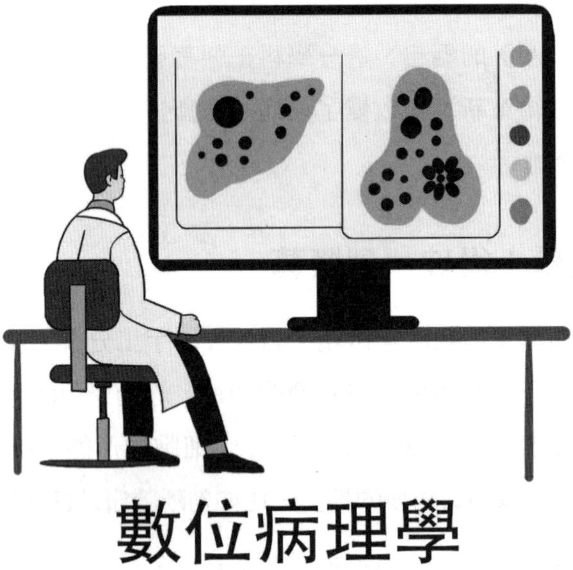

更重要的是，數位病理學還極大地簡化了資料儲存和共用的過程。傳統的玻片不僅容易損壞，而且在全球範圍內共用非常困難。而數位圖像可以輕鬆地儲存在雲端，醫生們可以透過網際網路與世界各地的專家分享這些圖像，進行遠端會診和學術討論。這種跨地域的合作讓醫學專家們能夠在短時間內獲得更多的意見和建議，大幅提高了診斷的效率和準確性。

數位病理學還使得遠端醫療成為現實。在偏遠地區或資源有限的醫院，病理醫生的數量往往不足。透過數位病理學，這些醫院可以將患者的病理圖像發送給世界各地的專家進行分析，確保患者能夠得到及時和準確的診斷。

人工智慧：病理診斷的超級助手

如果說數位病理學是將病理學帶入了數位時代，那麼人工智慧（AI）的加入則為這一領域注入了前所未有的活力，使得病理診斷變得更快、更準、更智慧。

究其原因，人工智慧，尤其是依賴於機器學習演算法的 AI 系統，能夠從巨量的病理圖像資料中學習和進化。傳統的病理診斷依賴於病理醫生透過顯微鏡觀察組織切片，識別出病變的特徵。這一過程不僅耗時，而且在面對複雜或微小病變時，診斷結果可能會有所偏差。然而，AI 的強大之處在於它能夠快速分析大量的病理圖像，找到那些人眼可能難以察覺的微小變化。

AI 能夠透過分析成千上萬張乳腺癌切片圖像，迅速識別出癌變的早期跡象。即使是肉眼難以區分的細微變化，也能被 AI 捕捉到。這種能力為早期診斷提供了強大的支援，因為在疾病的初期，早期識別往往意謂著更高的治癒率。AI 還能夠預測腫瘤的侵襲性。透過分析腫瘤細胞的形態、分佈和其他特徵，AI 可以幫助醫生判斷哪些腫瘤可能更具侵襲性，從而需要更為積極的治療。

AI 技術的另一個顯著優勢在於它的不斷學習和進化能力。與人類醫生不同，AI 不會疲勞，它能夠持續從新的資料中學習和提升自己。

隨著更多的病理圖像資料被輸入，AI 的診斷能力也在不斷提高。它不僅能夠完成日常的診斷任務，還能夠作為醫生的「第二雙眼睛」，提供第二意見，降低誤診和漏診的風險。

這種持續進化的能力使得 AI 成為病理醫生的理想助手。無論是常規病變的識別，還是複雜病例的分析，AI 都能透過不斷學習，逐步達到甚至超越人類醫生的診斷水準。即便是當新的疾病或變異類型出現時，AI 可以迅速適應，並在短時間內掌握新的診斷標準，為醫生提供最新、最準確的診斷依據。

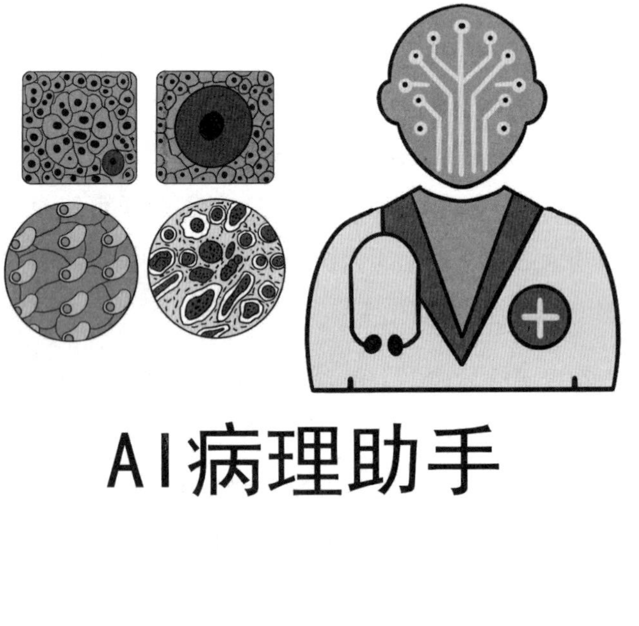

AI病理助手

2

CHAPTER

疾病從哪裡開始？

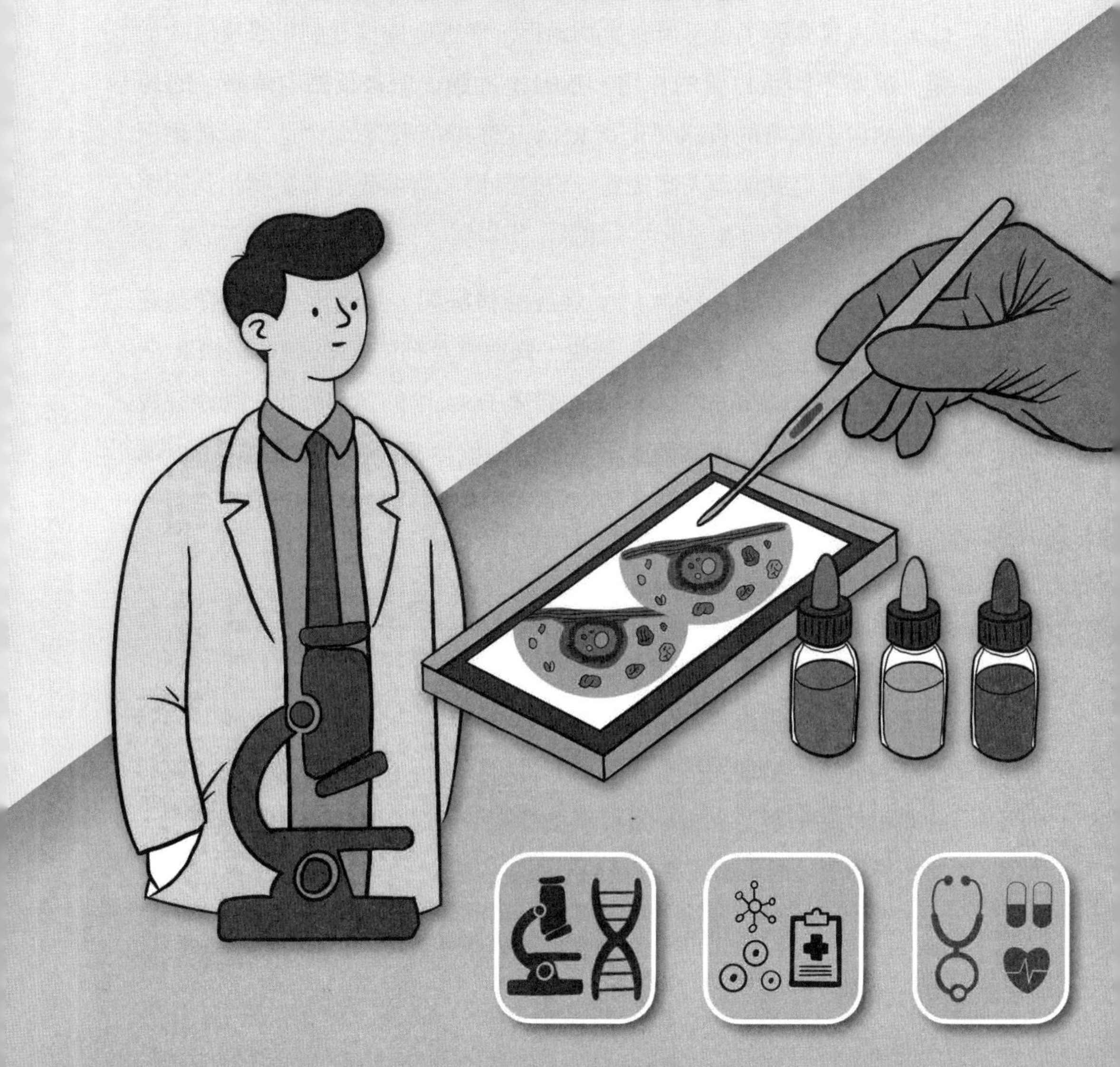

2.1 認識基因：生命的「藍圖」

為什麼植物可以「種瓜得瓜，種豆得豆」？為什麼動物能夠「龍生龍，鳳生鳳」？為什麼人類「有其父必有其子」？這些能從一代傳到下一代的現象，背後其實都離不開一個關鍵角色——基因。

基因是生命的基本單位之一，基因的主要功能是指導蛋白質的合成。蛋白質參與了幾乎所有生物過程，從細胞的構建到化學反應的加速，都離不開蛋白質的作用。基因會透過一個被稱為「轉錄」的過程，把自己攜帶的資訊轉化為 RNA，而 RNA 接下來會進一步被翻譯成蛋白質。這就像是人體接到一份設計圖，需要先把圖紙轉化為說明書，然後按照說明書一步步「建造」蛋白質。

在轉錄過程中，DNA 的雙螺旋結構解開，暴露出一條鏈作為範本。RNA 聚合酶在範本鏈上合成一條與其互補的 RNA 鏈。這條 RNA 鏈稱為信使 RNA（mRNA），它攜帶著 DNA 中的遺傳資訊。轉錄完成後，mRNA 從細胞核移動到細胞質中的核糖體。在核糖體中，mRNA 的核苷酸序列被解讀為胺基酸序列，這些胺基酸最終會形成蛋白質，讓細胞運作正常。

除了指導蛋白質的合成外，基因還具有調控功能。有些基因不直接編碼蛋白質，而是生成調控其他基因活動的 RNA 分子。這些 RNA 分子可以影響蛋白質的生產，調節細胞的功能。這樣的非編碼基因對於基因表達的精細調控至關重要，這可以確保每個蛋白質都在正確的時間和地點被製造出來。這種調控機制使得細胞能夠應對各種變化，比如外界環境的影響或者身體內部的需求變化。

可以說，基因就是一本巨大的「說明書」，是我們的生命藍圖，指導著細胞如何運作和維持生命。

基因、DNA 和染色體是什麼關係？

很多書本和文章都會把基因、DNA 和染色體放在一起討論，那麼，基因、DNA 和染色體之間又是什麼關係呢？

首先，我們要認識 DNA（全稱去氧核糖核酸）。DNA 是所有生命的基本遺傳物質，包含了決定我們生物特徵的完整資訊，而 DNA 所做的，就是儲存和傳遞我們的遺傳資訊。

DNA 呈現出雙螺旋結構，就像一條扭曲的梯子。它的雙螺旋結構由兩條長長的核苷酸鏈組成，每條鏈上的梯子由四種鹼基——腺嘌呤（A）、胸腺嘧啶（T）、鳥嘌呤（G）和胞嘧啶（C）——成對連接而成。DNA 中的鹼基順序決定了生物體的特徵，比如頭髮顏色、身高和某些健康風險。

DNA 雖然是所有生命的遺傳基礎，但它自己不直接參與工作，而是透過基因來發揮作用。基因就是 DNA 中的某些特定片段，負責生產蛋白質。我們可以將基因視為 DNA 的「工作部分」，它為細胞提供了合成特定蛋白質的詳細說明。每個基因都會透過一個名為「基因表達」的過程來控制細胞如何製造蛋白質。

當某個基因被啟動時，它首先將 DNA 中的資訊轉錄為信使 RNA（mRNA），然後在細胞質中的核糖體中，mRNA 被翻譯為蛋白質。這一過程確保了細胞按照基因的「指令」去工作。比如，決定我們眼睛顏色的基因會指示細胞產生特定的蛋白質，這些蛋白質負責決定眼睛虹膜的顏色。一個簡單的基因變異就可能導致不同的眼睛顏色，或者在某些情況下，影響我們對疾病的易感性。

我們已經知道 DNA 攜帶了身體的全部資訊，基因是執行這些資訊的工作單位。那麼，DNA 這麼重要，它被如何保護和管理呢？

這裡就需要染色體了，染色體將大量 DNA 緊密打包，防止這些資訊丟失或者受損。具體來看，染色體會透過將 DNA 纏繞在組蛋白（類似於線軸）的周圍，確保大量的 DNA 能夠適應在細胞核內有限的空間裡。

人類細胞中有 46 條染色體，分為 23 對，其中一半來自母親，另一半來自父親。其中，23 對染色體中的最後一對叫做性染色體，決定了你是男孩還是女孩——如果你有一條 X 染色體和一條 Y 染色體，你就是男孩；如果你有兩條 X 染色體，那你就是女孩。

染色體不僅僅是「打包」DNA 的容器，它們還在細胞分裂過程中發揮關鍵作用。當細胞要分裂成兩個時，它們必須準確無誤地將 DNA 複製一份給新細胞。而這時，染色體就負責準確地傳遞每條 DNA 的副本。細胞分裂的過程中，染色體會先複製自己，然後確保每個新細胞獲得一份完整的染色體複製。這個過程要非常精準，如果出現一點錯誤，可能就會引發基因突變，而這些突變可能是無害的，也可能會導致疾病的發生，比如某些遺傳性疾病或者癌症。

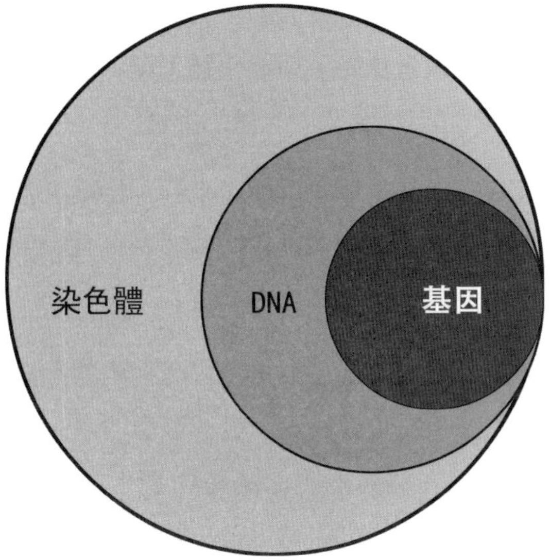

2.2 如果基因出了「差錯」

在我們體內，基因是所有生命過程的「藍圖」，決定著我們的生理功能、外貌特徵以及健康狀況，甚至包括我們對疾病的抵抗能力。然而，當這份「藍圖」出現錯誤——即基因異常時，問題就會隨之而來，這可能引發一系列疾病。

基因異常，簡單來說，就是基因出了「差錯」。這些差錯可以是小到僅僅是 DNA 序列中的一個字母出錯，也可能是大片基因丟失、複製或重排。

要知道，每個基因都有特定的指令，告訴細胞如何生成特定的蛋白質。如果基因沒有問題，那麼身體的運作也會一切正常。但是，如果基因中的某些資訊出錯了，生成的蛋白質就可能不正常，甚至無法生成。這就好像是在做蛋糕時，用鹽代替了糖，那麼這個蛋糕的味道就會完全變掉。這就是基因異常對身體的影響。

基因異常有時是從父母那裡遺傳而來的，每個人都從父母那分別繼承一半的基因，父母的基因中存在某些問題，就會透過精子或卵子傳遞給下一代。

另一種情況是，基因異常在個體發育過程中隨機發生，即基因在複製或分裂時發生錯誤。也就是說，這種類型的基因異常並不是從父母那裡繼承的，而是在個體的生命過程中發生的。比如，當細胞分裂時，基因在複製的過程中可能會出現小錯誤。這種錯誤有時會被修復，但如果沒有被修復，它就可能成為永久的突變。此外，環境因子——輻射、化學物質也可能導致基因突變，紫外線輻射就可能引起皮膚細胞的 DNA 損傷，進而引發皮膚癌。

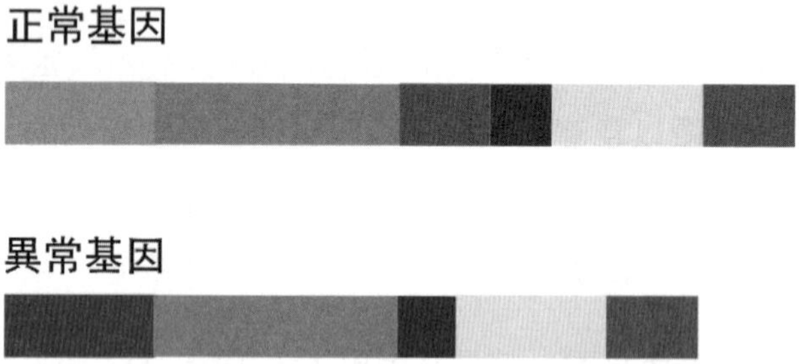

2.3 基因異常一定會生病嗎？

一提到基因異常時，許多人會立刻聯想到嚴重的疾病。然而，基因異常並不總是會導致疾病。事實上，儘管基因突變經常被認為是負面的，但大多數基因變異對我們的健康沒有明顯的影響。

科學家們發現，很多突變不會改變基因編碼的蛋白質功能，也不會引起任何症狀。這樣的基因變異被稱為「中性突變」或「無害突變」，它們只是體內 DNA 序列的自然變動，而不會導致任何生物學上的異常。

此外，人體內的修復機制可以檢測並修復某些基因突變，避免它們對健康產生不利影響。如果一個基因變異沒有改變蛋白質的功能，或細胞能夠修復突變的 DNA 片段，那麼這個變異通常不會引發疾病。

有趣的是，某些基因變異反而可能給攜帶者帶來生存上的優勢。比如，鐮刀型細胞貧血症的突變基因在雙拷貝時會引發疾病，但如果僅攜帶一份突變基因，這些攜帶者對瘧疾具有抗性。這是因為瘧疾病原體無法在鐮刀狀的紅血球中存活，從而使攜帶者更能適應瘧疾流行的環境。

類似的，另一個著名的例子是 CCR5 基因的突變，這種突變使某些人對 HIV 病毒具有免疫力。這些突變阻止了 HIV 病毒進入免疫細胞，從而避免了感染。

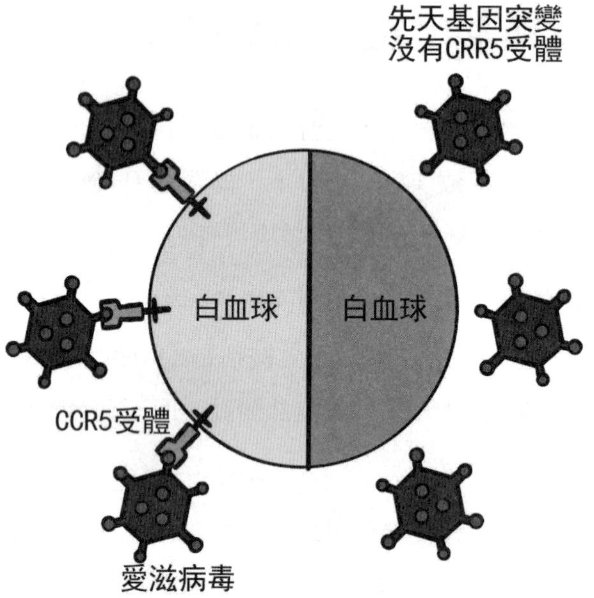

2.4 遺傳病的本質：異常基因的傳遞

遺傳病的本質，其實就是異常基因在不同代之間的一種傳遞，根據不同的遺傳模式，遺傳病可以分為體染色體顯性遺傳、體染色體隱性遺傳、X 染色體連鎖顯性遺傳、X 染色體連鎖隱性遺傳和 Y 染色體連鎖遺傳。

體染色體顯性遺傳是最直接的一種遺傳模式。顯性基因是基因的「主導者」，它只需要單獨存在就可以決定結果，也就是說，如果父母中的一方攜帶了一個突變的致病顯性基因，那麼他們的孩子在 50% 的情況下也會繼承這個突變基因，並且可能表現出相應的遺傳病。值得一提的是，很多體染色體顯性遺傳病的症狀會在成年期才出現，這意謂著攜帶這種基因的父母可能直到自己有孩子後，才發現自己攜帶了致病基因。

體染色體隱性遺傳是另一種情況。它的「發病門檻」更高：需要父母雙方都攜帶同樣的異常基因，並將這種異常基因遺傳給孩子，孩子才有可能發病。如果孩子只從父母一方遺傳了這個異常基因，那孩子就是「攜帶者」，自己不會發病，但可以將這個基因傳給下一代。由於這種遺傳病需要雙親都攜帶相同的突變基因，攜帶者通常看起來是健康的，直到兩位攜帶者生下了孩子，問題才會顯現出來。

X 染色體連鎖顯性遺傳的情況有點特別，因為女性有兩條 X 染色體，而男性只有一條 X 染色體和一條 Y 染色體，所以 X 染色體上的基因突變會在男女身上產生不同的影響。如果一個女性攜帶了 X 染色體上的顯性突變基因，她的孩子無論是男孩還是女孩，都有 50% 的機率遺傳到這個突變。而如果是男性攜帶了這個突變基因，他的女兒會 100% 遺傳到這個突變，他的兒子則不會遺傳到這個突變，因為他只能把自己的 X 染色體傳給女兒。

X 染色體連鎖隱性遺傳主要影響男性。因為男性只有一條 X 染色體，所以如果這條 X 染色體上有突變，他們就會發病；而女性有兩條 X 染色體，如果其中一條有突變，另一條通常可以「彌補」這個錯誤，使得女性攜帶者不會發病，但有可能把突變基因傳給下一代。

Y 染色體連鎖遺傳是最少見的一種，因為它只發生在男性之間。Y 染色體只在男性體內存在，因此，Y 染色體上的基因突變只會從父親傳給兒子，機率是 100%。這意謂著只要父親有這個 Y 染色體上的突變，兒子一定會遺傳到這個突變。Y 染色體連鎖的疾病大多與男性生殖系統相關，比如一些罕見的男性不育症狀就是由於 Y 染色體上的基因突變引起的。

亨丁頓舞蹈症：顯性遺傳的噩夢

亨丁頓舞蹈症（Huntington's Disease，HD）是一種遺傳性神經退行性疾病，它之所以讓人們如此關注，不僅因為它是一種漸進性疾病，還因為它是一種會隨著時間推移逐漸影響大腦功能的遺傳病。隨著病情的進展，患者會逐漸失去運動控制、認知能力下降，最終導致生活完全依賴他人。這種疾病通常在中年時期開始顯現症狀，但也有較早或較晚發病的病例。

最為殘酷的是，亨丁頓舞蹈症是體染色體顯性遺傳病，其發病完全歸咎於一個單一的基因突變。這意謂著，只要一個父母攜帶有突變的基因，孩子就有 50% 的機率患病。這種高遺傳機率使得亨丁頓舞蹈症成為許多家族面臨的「遺傳噩夢」。有時，整個家族甚至會在幾代人中連續出現亨丁頓舞蹈症患者。

HD 的根本原因是 HTT 基因的突變，HTT 基因負責生產一種名為亨丁頓蛋白（Huntingtin）的蛋白質。這個基因位於 4 號染色體上，正常情況下，它的 DNA 序列中有一個片段由 CAG 這三個鹼基重複組成。健康人的 HTT 基因中，CAG 重複的次數通常在 10 到 35 次之間。然而，在亨丁頓舞蹈症患者中，這個重複次數會大幅增加，達到 40 次甚至更多。

這個 CAG 重複片段編碼的是一種稱為穀氨醯胺的胺基酸，當重複次數超出正常範圍時，所生成的亨丁頓蛋白會變得異常，無法正常折疊並積聚在大腦神經細胞中。隨著這些異常蛋白質的累積，神經細胞開始退化，尤其是大腦中的基底神經節和皮層，這些區域與運動控制和認知功能密切相關。

更糟糕的是，CAG 重複的次數越多，疾病發病的年齡越早，病情也越嚴重。如果 CAG 重複的次數接近或超過 60 次，患者往往會在兒童或青少年時期發病，這被稱為「青少年型亨丁頓舞蹈症」。

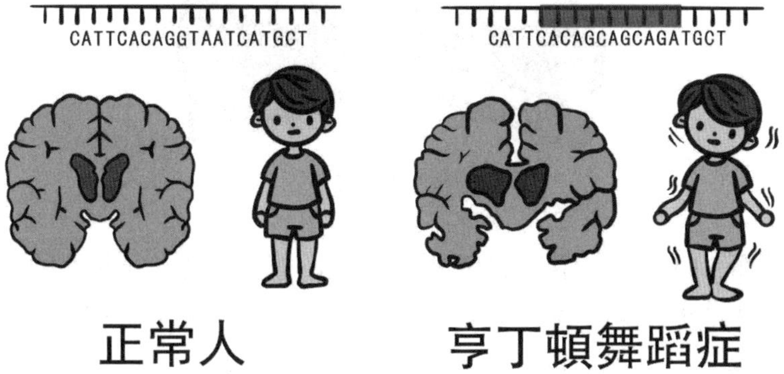

囊腫纖維化：遺傳病的機率學

囊腫纖維化（Cystic Fibrosis，CF）是一種嚴重影響呼吸系統和消化系統的疾病，同時也是一種體染色體隱性遺傳病，這意謂著，它只有在一個人從父母雙方各遺傳了一份異常基因時才會發病。如果父母雙方都是攜帶者，那麼孩子有 25% 的機率患病，50% 的機率成為攜帶者，而有 25% 的機率完全沒有問題。

囊腫纖維化之所以會發病，是因為 CFTR 基因突變，這個基因負責製造一種幫助鹽和水正常出入細胞的蛋白質。正常情況下，這種蛋白質調節細胞表面的液體濃度，確保體內的黏液保持適當的稀薄程度。

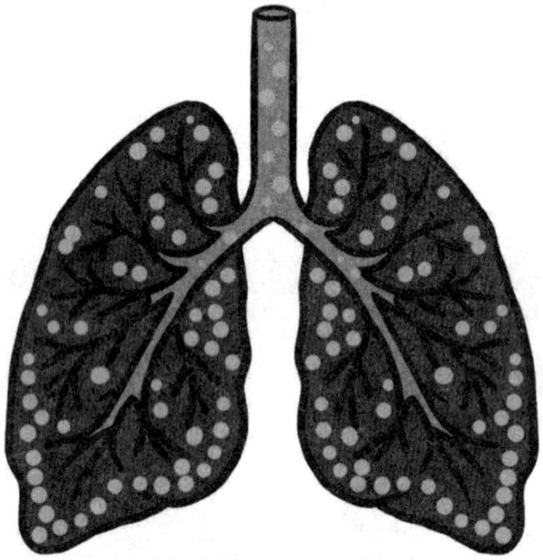

囊腫纖維化

然而，CFTR 基因發生突變時，體內的鹽和水無法正常流動，導致體內產生的黏液變得非常濃稠。這些濃稠的黏液會在肺部、胰臟等器官中堆積，導致呼吸道阻塞、感染、消化問題等一系列症狀。比如，肺部的黏液異常濃稠，就會阻塞氣道，導致慢性咳嗽、反復的肺部感染和呼吸困難。隨著時間的推移，這些感染可能會損害肺部組織，嚴重時甚至會導致肺功能衰竭。如果胰臟中的黏液阻塞了胰管，消化酶就無法正常進入腸道幫助消化食物，患者通常會出現消化不良、體重不易增加以及營養吸收困難等問題。

我們每個人都有兩份 CFTR 基因，一份來自父親，另一份來自母親。如果父母雙方各攜帶一份突變的 CFTR 基因，他們自己可能沒有任何症狀，但他們的孩子有 25% 的可能性會從父母雙方那裡各繼承一份突變基因，從而患上囊腫纖維化。這種 25% 的機率聽起來或許不高，但對於攜帶者來說，這意謂著每次懷孕都有同樣的風險。

為什麼血友病「偏愛」男性？

血友病是一種讓人的血液難以凝固的遺傳性疾病。血友病最主要的症狀是出血困難控制，尤其是內部出血，常常發生在關節和肌肉中。這些內部出血可能會導致疼痛、腫脹，甚至損害關節。一個小小的碰撞或扭傷，可能對普通人不造成太大影響，但對血友病患者來說可能會引發嚴重的內部出血，甚至危及生命。對於患有血友病的人來說，哪怕是一個小小的割傷，可能也需要很長時間才能止血。

血友病的根源在於 X 染色體上的基因突變，而這正是它對男性和女性影響不同的原因。

人類的基因庫中有 23 對染色體，而其中的一對決定了我們的性別。女性擁有兩條 X 染色體，而男性則有一條 X 染色體和一條 Y 染色體。這個小小的區別卻在血友病的遺傳中有著關鍵作用。

血友病通常由位於 X 染色體上的基因突變引起。這個突變會影響血液中某些凝血因子的生成，這些凝血因子是負責幫助血液凝結的蛋白質。

因為男性只有一條 X 染色體，如果他們從母親那裡遺傳到帶有突變的 X 染色體，他們就沒有備用的健康 X 染色體來補救這個問題。所以，一旦這個基因有缺陷，男性就會直接表現出血友病的症狀。而女性有兩條 X 染色體，如果一條 X 染色體上有突變，另一條健康的 X 染色體通常可以彌補，這就是為什麼女性患血友病的機率要遠低於男性。

但是，女性依然可能成為「攜帶者」。攜帶者通常沒有明顯症狀，但她們可以將這個突變基因傳遞給下一代。如果一個攜帶者的兒子繼承了這個突變基因，那麼他將成為血友病患者。

具體來看，假設一位母親是血友病基因的攜帶者，而父親沒有這個基因突變，那麼他們的孩子會有兩種情況，每個兒子有 50% 的機率從母親那裡繼承突變的 X 染色體。如果繼承了這個基因，他將成為血友病患者。如果沒有繼承突變基因，他將完全沒有問題。每個女兒有 50% 的機率成為攜帶者，繼承一條突變的 X 染色體。如果沒有繼承突變基因，女兒就會完全健康。

如果父親患有血友病，而母親沒有攜帶突變基因，那麼所有的女兒都會成為攜帶者，但兒子不會受到影響，因為父親只能將 Y 染色體傳遞給兒子。

血友病常見症狀

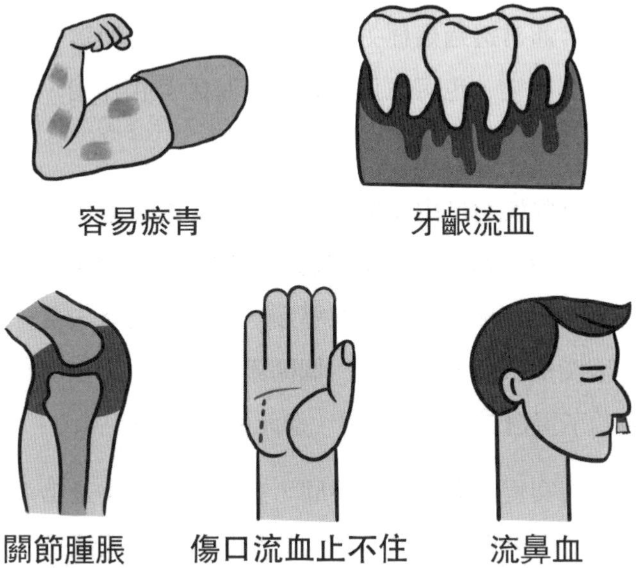
容易瘀青
牙齦流血
關節腫脹
傷口流血止不住
流鼻血

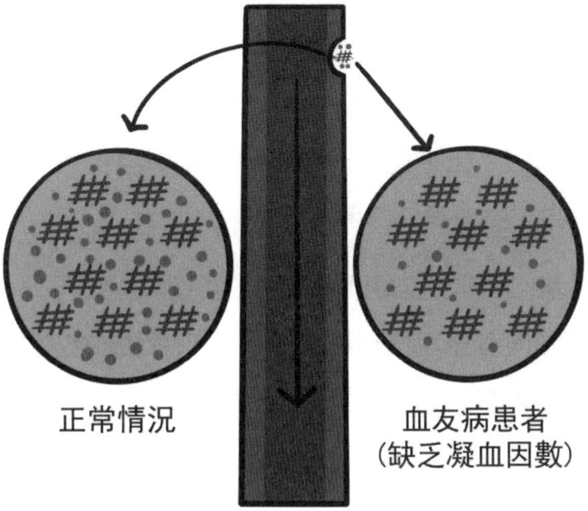
正常情況
血友病患者
(缺乏凝血因數)

2.5 基因異常的三種方式

基因異常通常透過幾種主要方式引發疾病，而這些方式可以是簡單的單一基因突變，也可以是複雜的多基因互相作用，甚至包括染色體的異常。

首先，有些疾病是由單個基因突變引起的。想像一下，如果家裡的電路系統中有一個開關出了問題，這個房間的燈可能就亮不了。同樣，當一個基因突變時，它可能導致一個關鍵功能失效，從而引發疾病。單基因突變疾病通常是由一個關鍵基因發生突變引起的，這種突變直接導致了蛋白質的功能失常，進而引發一系列症狀。

與單基因突變引發的疾病不同，有些疾病並不是由單個基因的突變引起的，而是多個基因共同作用的結果，這類疾病通常被稱為多基因疾病。這種情況下，基因和環境因子的共同作用通常會決定疾病的發生。多基因疾病比單基因疾病複雜得多，因為它們的發病機制涉及更多的不確定因素。基因的作用在這些疾病中更像是「背景因素」，外界環境和個人選擇可能是「觸發點」。比如，一個人可能攜帶多個與某種疾病相關的基因，但這些基因是否會真正引發疾病，還取決於他的生活習慣、飲食、壓力等外部環境因子。

還有一種基因異常是染色體異常。染色體是基因的「載體」，它們將成千上萬個基因有序地儲存起來。如果染色體的數量或者結構發生異常，那麼這些攜帶的基因也會受到影響，從而導致疾病。

染色體異常通常有兩種主要形式：數量異常和結構異常。數量異常是指染色體的總數目多了一條或少了一條。正常人類細胞中有 46

條染色體，成對存在。如果細胞中多了一條或少了一條染色體，就可能導致嚴重的發育問題。結構異常則是指染色體的某些部分丟失、重複、倒置或轉移。這些結構異常同樣會導致基因表達問題，進而引發疾病。

鐮刀型細胞貧血症：變形的紅血球

鐮刀型細胞貧血症是一個典型的由單個基因突變引起的疾病。

鐮刀型細胞貧血症的根源在於 HBB 基因的突變。這個基因負責編碼一種叫做血紅素的蛋白質，血紅素是紅血球中的關鍵分子，它將氧氣從肺部輸送到全身各處，再將二氧化碳帶回肺部排出。然而，在鐮刀型細胞貧血症患者中，HBB 基因發生了突變，導致血紅素分子結構異常。這個異常的血紅素被稱為血紅素 S（HbS）。

在正常情況下，紅血球是圓盤形且富有彈性的，能夠在血管中順暢地流動，並將氧氣有效輸送到全身。然而，變異的血紅素 S 在低氧環境下會聚集在一起，使紅血球失去柔韌性、變得僵硬、呈鐮刀狀。這些鐮刀狀紅血球不僅更容易破裂，還會在血管中聚集，阻塞血流，進而導致一系列健康問題。

鐮刀型細胞貧血症的症狀通常從嬰兒時期就開始出現，患者會經歷各種與紅血球功能失常有關的問題。比如，由於鐮刀狀紅血球壽命比正常紅血球短很多（正常紅血球約 120 天，而鐮刀狀紅血球僅 10 到 20 天），患者的紅血球數量往往不足，導致慢性貧血。貧血的直接後果就是患者經常感到疲勞、虛弱，因為體內無法獲得足夠的氧氣供應。

鐮刀狀紅血球還容易在小血管中堆積，阻礙血液流動。這會導致組織和器官缺氧，進而引發劇烈的疼痛。疼痛通常會突然發作，持續幾小時到幾天不等，嚴重時甚至需要住院治療。

不僅如此，由於血液流動受阻，長期缺氧會導致組織和器官損傷。最常受影響的器官包括脾臟、腎臟、肝臟和肺部。脾臟尤其脆弱，許多患者的脾臟在兒童時期就會被破壞，導致免疫系統功能下降，容易感染。

值得一提的是，鐮刀型細胞貧血症還是一種體染色體隱性遺傳病。這意謂著只有當一個人從父母雙方各繼承一份突變的 HBB 基因時，才會患上這種疾病。如果一個人只繼承了一份突變基因（來自父親或母親），他不會表現出鐮刀型細胞貧血症的症狀，但會成為攜帶者。攜帶者通常健康，但在極端缺氧條件下，可能會有輕微的貧血症狀。此外，如果兩位攜帶者生下的孩子，他們的孩子有 25% 的機率患病，50% 的機率成為攜帶者，25% 的機率完全沒有問題。

雖然鐮刀型細胞貧血症會帶來嚴重的健康問題，但科學家發現，攜帶一份鐮刀細胞基因的人在抗擊瘧疾方面具有一定優勢。瘧疾寄生蟲在鐮刀狀紅血球中無法有效繁殖，因此，在瘧疾流行的地區（如非洲部分地區），鐮刀型細胞貧血症基因的攜帶者反而有生存優勢。這也是為什麼該疾病在瘧疾高發地區的遺傳頻率較高的原因。

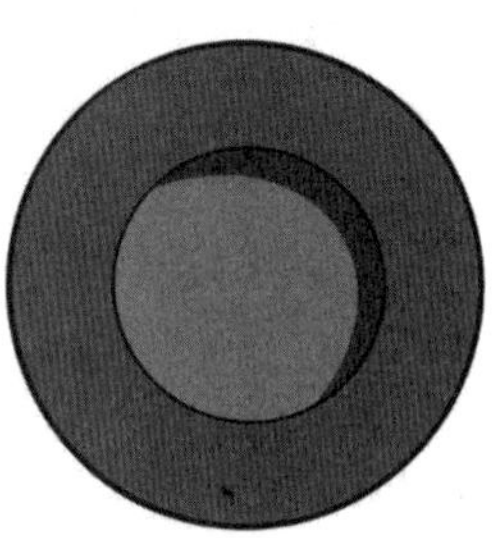

正常紅細胞

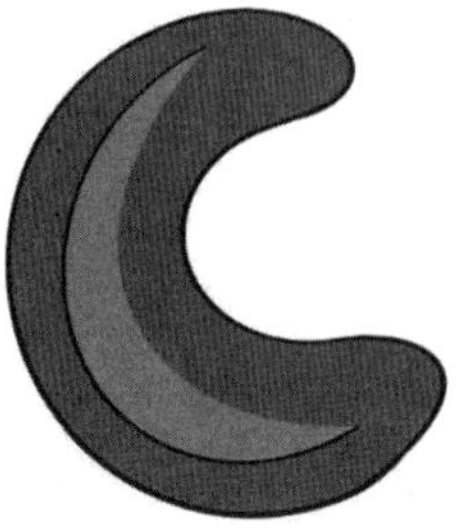

鐮刀型細胞貧血症

心臟病：多基因的「聯合出錯」

心臟病的發生與多種基因的相互作用密切相關，尤其是那些負責調節膽固醇、脂肪代謝和血壓的基因。這些基因可能讓身體更容易在血液中積累膽固醇，或者讓血壓更難以調控。而這些基因的突變並不是獨立起作用的，通常需要多個基因同時發生作用，再加上外部環境因子的共同影響，才會導致心臟病的發生。

膽固醇代謝是心臟病發病的核心問題之一。血液中的膽固醇水準過高，尤其是低密度脂蛋白膽固醇（LDL），會促使動脈壁上形成動脈粥樣硬化，這是一種脂質在動脈壁上沉積形成斑塊的過程。這些斑塊會逐漸阻塞血管，使血液流動受限，增加心臟病的風險。而一些基因突變會讓身體在膽固醇代謝上更容易出錯。比如，APOE 基因的某些變異與膽固醇水準升高密切相關。攜帶 APOE 基因 E4 等位基因的人，其膽固醇水準通常比一般人更高，從而更容易發生動脈粥樣硬化。這種基因突變讓人們在日常生活中更容易受到飲食影響，一旦攝入大量飽和脂肪或高膽固醇食物，血液中的膽固醇水準迅速上升，導致心臟病風險增加。

高血壓是心臟病的另一大風險因素。血壓長期過高會使心臟的工作負荷增加，導致心臟肌肉增厚、僵硬，進而導致心臟衰竭或冠心病。一些基因控制著血壓的調節系統，比如 AGT 基因（血管緊張素原基因），它與調節血管收縮、影響血壓水準有關。如果這些基因發生突變，會導致血管的收縮調節異常，使血壓持續升高。高血壓患者如果同時有膽固醇代謝異常基因突變，風險會更加嚴重。這種基因相互作用的模式使得心臟病變得更加複雜，因為基因的協同作用讓多個代謝系統同時出現問題。

雖然基因突變可能會增加心臟病的風險，但這些基因的影響往往需要不健康的生活方式作為「觸發點」。不良的飲食習慣、缺乏運動、抽菸和過度飲酒等外部因素會放大基因的影響，進一步加劇心臟病的發生機率。

高脂肪飲食尤其是含有大量飽和脂肪和反式脂肪的食物，容易導致血液中 LDL 膽固醇的增加。這種飲食習慣對於那些攜帶膽固醇代謝相關基因突變的人來說，影響更加嚴重。舉個例子，如果一個人攜帶不利的 APOE 基因變異，在長期攝入垃圾食品的情況下，體內的膽固醇水準將快速上升，動脈斑塊的形成會大幅加快，心臟病的風險隨之上升。

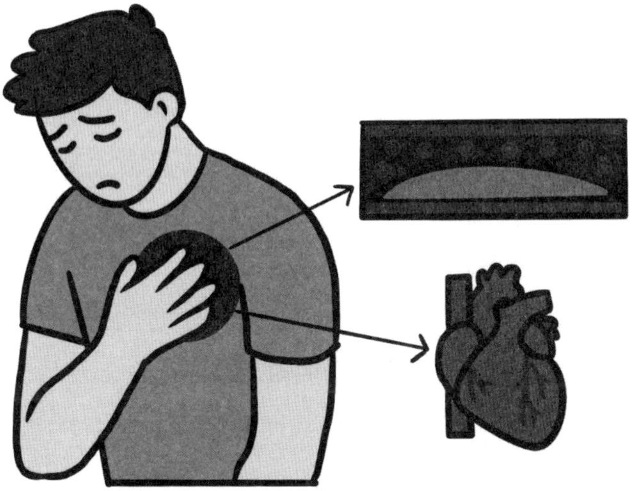

心臟病：多基因的“聯合出錯”

唐氏症：多了一條染色體

唐氏症是染色體數量異常的一個典型例子。正常情況下，我們的第 21 號染色體有兩條，但唐氏症的患者卻多了一條，也就是說他們有三條 21 號染色體。因此，唐氏症也被稱為 21 三體症候群。

我們人類有 23 對染色體，包含了調控胎兒發育的全部遺傳資訊。寶寶的這 23 對染色體，每一對都有一條是來自媽媽，一條來自爸爸。這 46 條染色體設計精密，攜帶資訊準確無誤，才能保障父母的遺傳信號被精準翻譯，多一條、少一條、多一段、少一段，都會導致信號傳遞過程中的失誤，造成遺傳資訊的丟失或錯誤翻譯，造成胎兒發育過程中不同程度的畸形或缺陷。

唐氏症就是在這個「拷貝」的過程中出了錯。在爸爸或媽媽向寶寶派發遺傳資訊的時候，手牽手的兩個小朋友（兩條 21 號染色體）過於友好，該分手的時候沒有分手，牽著手走進了一個細胞裡，一旦這個細胞受精，再獲得一半來自媽媽或爸爸的資訊，21 號染色體就變成了三條，即 21 三體。此時，信號傳導即發生失誤，導致胎兒出現特殊面容和智力低下。

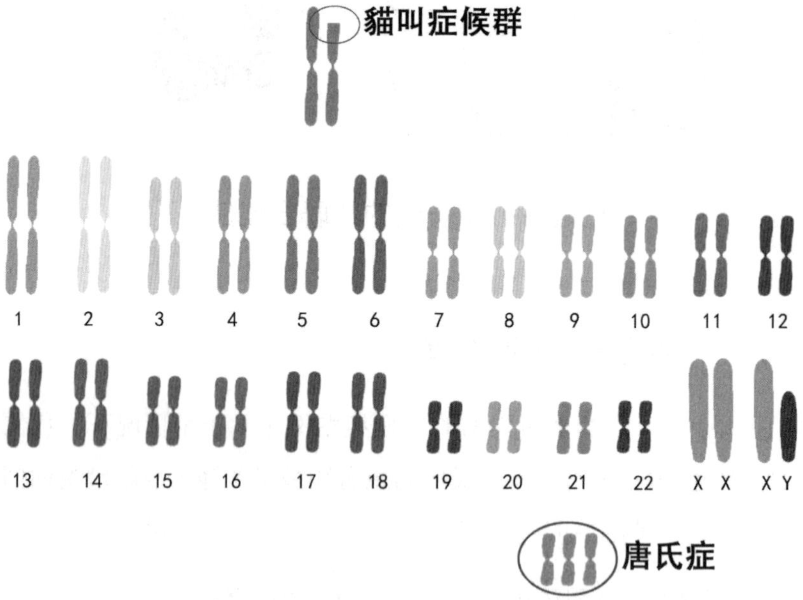

具體來看，唐氏症的發生是因為在細胞分裂過程中，染色體沒有正確分離，這種錯誤可能發生在卵子或精子的生成階段，導致受精卵中的第 21 號染色體比正常情況下多了一條。這種情況被稱為非整倍體，也就是染色體的數量異常。

有些情況下，這種染色體異常可能僅發生在部分細胞中，導致患者的部分細胞有三條 21 號染色體，而其他細胞是正常的，這種類型被稱為鑲嵌型唐氏症。還有一種更為罕見的情況是易位型唐氏症，其中第 21 號染色體的一部分與其他染色體發生了交換，雖然染色體數量看似正常，但功能上仍然出現了異常。

由於多出來的 21 號染色體會干擾基因的正常表達，唐氏症患者會表現出一系列身體和智力發育的特徵。

比如，唐氏症的患者會有輕度到中度的智力障礙，學習能力較慢，認知發展也比較遲緩。患有唐氏症的兒童通常比同齡人發育較慢，比如坐、爬、走等運動技能的發育都比較滯後。語言發展也可能較為緩慢，有些孩子可能需要額外的語言治療。

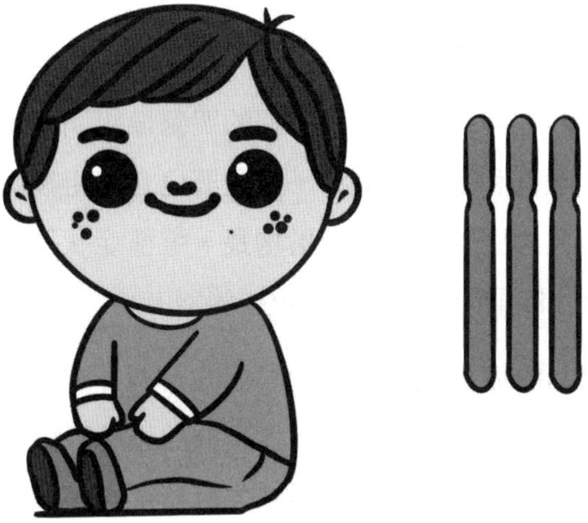

唐氏症

唐氏症患者還常常伴有一些健康問題，尤其是心臟缺陷。大約40% 至 50% 的唐氏症嬰兒出生時會有心臟問題，有些可能需要手術來修復。此外，免疫系統較弱，容易感染，患白血病和甲狀腺問題的風險也較高。

貓叫症候群：基因缺失帶來的發育障礙

染色體異常不僅限於數量的改變，除了像唐氏症那樣的染色體數量異常，還包括染色體的結構異常。結構異常往往是由於染色體的部分片段丟失、重複或重排等引起的，這類異常同樣會對基因表達和身體發育產生重大影響。

比如，貓叫症候群就是一個典型的染色體結構異常疾病。它是由第五號染色體短臂的一部分缺失引起的，這種缺失對患兒的身體和智力發育產生了深遠影響。

貓叫症候群因其患兒在嬰兒時期的哭聲像貓叫而得名。因為染色體缺失影響了喉部和聲帶的發育，這些嬰兒在出生後會發出異常高亢的、類似於貓叫的哭聲。隨著年齡增長，這種症狀通常會逐漸消失，但它是貓叫症候群早期診斷的一個重要線索。

哭聲像貓叫的症狀只是貓叫症候群的一個外在表現，染色體缺失帶來的深遠影響遠不止於此。貓叫症候群的患者大多會表現出中度到重度的智力障礙。這是因為染色體缺失影響了多個與大腦發育相關的基因，導致患者的認知功能較為遲緩。患兒通常在學習、理解、語言表達等方面比同齡人慢得多，且需要更多的支援和幫助。

除了智力和語言發育障礙，貓叫症候群還可能導致一系列其他健康問題。大約三分之一的患兒會伴有先天性心臟缺陷，此外，呼吸系統、腎臟和消化系統的發育也可能出現問題。這些健康問題需要持續的醫療關注。

值得一提的是，大多數貓叫症候群的病例並不是遺傳自父母，而是由於基因突變或染色體分離過程中的錯誤。這種缺失通常在卵子或精子形成時發生，也就是說，大多數病例是隨機突變，沒有家族病史。但在極少數情況下，父母之一可能是染色體平衡易位的攜帶者，導致孩子出現不平衡易位，從而產生染色體缺失。

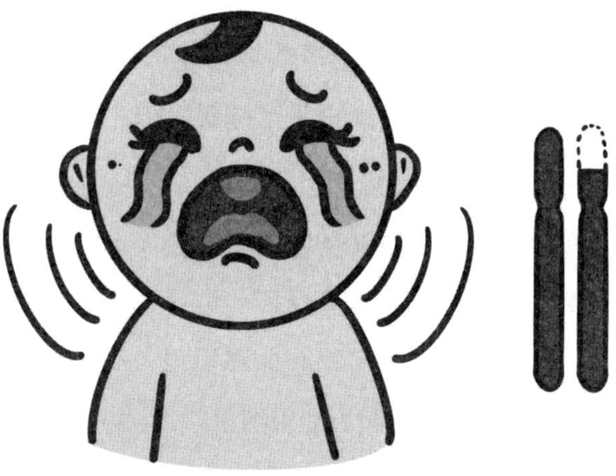

貓叫症候群

2.6 第二型糖尿病：先天的還是後天的？

第二型糖尿病是全球範圍內最常見的代謝性疾病之一，也是一種多基因疾病。事實上，在第二型糖尿病中，基因扮演了非常重要的角色。一些基因突變會影響胰島素的生產或使用效率，這使得身體更難以保持正常的血糖水準。

比如，TCF7L2 基因是與第二型糖尿病密切相關的基因之一，這個基因突變會影響胰島素的分泌和血糖調節。類似地，FTO 基因與肥胖有關，而肥胖又是第二型糖尿病的重要風險因素。

不過，基因並不是確定一個人是否會患上糖尿病的唯一因素。它們只是增加了風險，而是否會真正發病，還要取決於生活方式和環境。也就是說，基因為我們的健康畫下了基礎，但生活方式和環境則決定了最後的結局。

實際上，儘管基因會讓一些人更容易患上糖尿病，但如果堅持健康的生活方式，疾病的風險可以顯著降低。第二型糖尿病的發生通常是由於胰島素抗性，即身體對胰島素的反應變差，無法有效地將血糖轉移到細胞中。這種抵抗可以透過生活習慣得到控制或加劇。

其中，飲食是影響第二型糖尿病發病的一個關鍵因素。高糖、高脂肪的飲食會導致體內脂肪堆積，增加胰島素抗性的風險。如果一個人每天攝入大量的精製糖、甜飲料和加工食品，體內的胰島素系統將承受巨大的壓力，無法有效處理如此高的血糖水準。而對於那些基因上已有糖尿病風險的人來說，不健康的飲食將會加速疾病的發生。

另外，運動能夠幫助身體更好地利用胰島素，降低血糖水準。經常運動可以增加肌肉對胰島素的敏感性，從而降低胰島素抗性。相反，如果一個人長期不運動，身體就會消耗更少的能量，脂肪更容易囤積，胰島素調節功能就會變得遲鈍，糖尿病的風險自然上升。

第二型糖尿病是一個非常典型的例子，它讓我們看到，複雜疾病的形成不僅僅是基因的「錯」。不良的生活習慣，比如不健康的飲食、缺乏運動等都會對基因產生影響，使得這些潛在的基因突變更容易轉化為實際的健康問題。

這種「多方合作」的機制解釋了為什麼有些人明明攜帶了與某種疾病相關的基因突變，卻仍然能保持健康，而另一些人卻容易發病——基因給了我們一個基礎，但生活方式和環境決定了最終的結果。這也告訴我們，健康不僅僅是基因決定的，還需要我們自己去掌控。

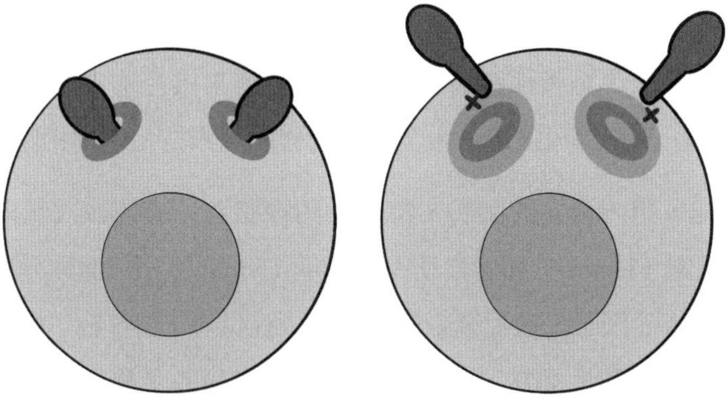

正常細胞
胰島素打開葡萄糖通道

二型糖尿病患者
脂肪堵住胰島素受器

什麼是胰島素抗性？

胰島素抗性（insulin resistance）是第二型糖尿病的核心問題之一，它發生時，身體細胞對胰島素的反應會不如正常狀態下敏感，導致血糖無法被有效利用。

胰島素作為一種關鍵的激素，負責幫助將血糖（葡萄糖）轉移到細胞中供能。在正常情況下，胰島素與細胞表面的胰島素受體結合後，細胞會打開「通道」，讓血糖進入細胞，供其使用或儲存。然而，當胰島素抗性發生時，細胞對胰島素的反應變得遲鈍，血糖無法順利進入細胞，導致血糖水準升高。

於是，為了應對這種情況，胰臟會分泌更多的胰島素，試圖讓細胞「聽從指揮」。雖然一開始這種機制能夠暫時控制血糖水準，但長此以往，胰臟會因過度工作而疲勞，最終分泌的胰島素無法再維持正常血糖水準，導致出現高血糖，從而引發第二型糖尿病。

肥胖，尤其是腹部脂肪的堆積，是胰島素抗性的主要誘因之一。實際上，第二型糖尿病患者大多肥胖正與胰島素抗性密切相關。

首先，體內過多的脂肪，特別是內臟脂肪，會釋放大量的炎症因子，如瘦素（leptin）、腫瘤壞死因子 α（TNF-α）和白血球介素 6（IL-6）。這些炎症因子不僅引發身體的慢性炎症反應，還直接干擾了胰島素的信號傳導通路。通常，胰島素會與細胞表面的受體結合，啟動一系列信號傳導，最終將葡萄糖轉移到細胞中。然而，炎症因子會阻斷這一信號通路，使得胰島素的作用減弱，導致細胞對胰島素不敏感，也就是所謂的胰島素抗性。

肥胖者的脂肪細胞不僅儲存過多的脂肪，還會向血液中釋放大量的游離脂肪酸。這些游離脂肪酸在血液中積聚後，進入肝臟和肌肉，干擾這些組織對葡萄糖的吸收和利用。脂肪酸的積累會削弱肌肉細胞對胰島素的敏感性，使肌肉細胞吸收葡萄糖的能力下降。肝臟在游離脂肪酸的作用下，也會增加糖質新生過程，即生成更多的葡萄糖，進一步加劇了血糖水準的上升。

二型糖尿病的惡性循環

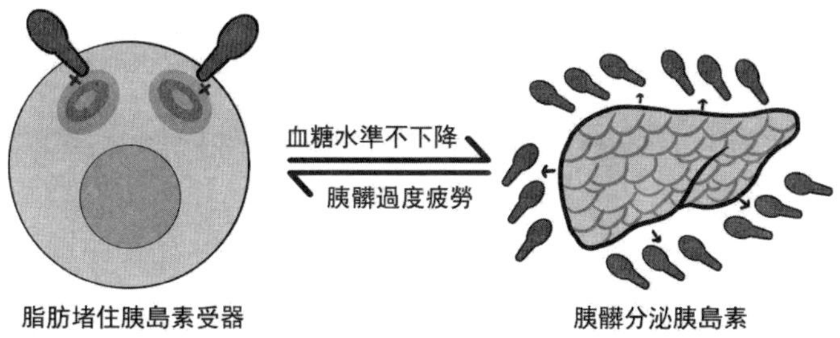

Note

3

CHAPTER

病變的細胞

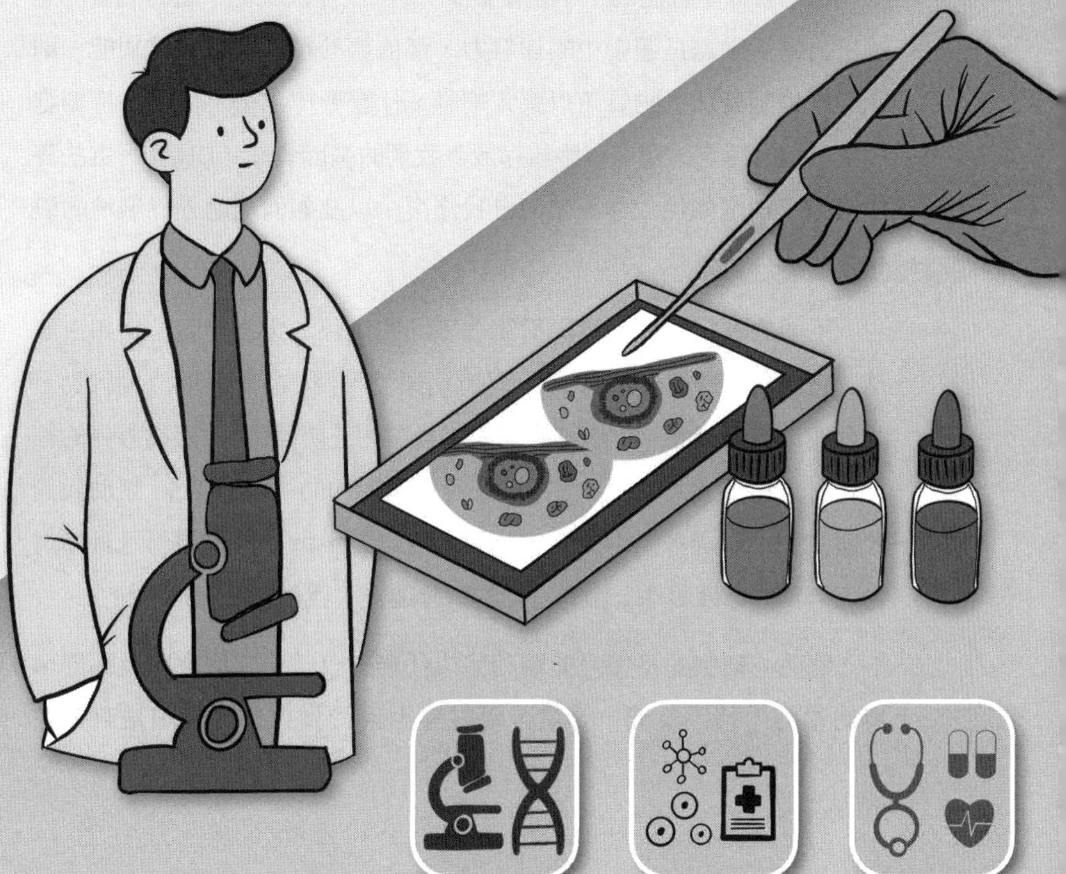

3.1 健康的守衛者與疾病的始作俑者

細胞是我們身體的基本單位，幾乎所有的生物過程都是由細胞來完成的。無論你是運動、思考，還是簡單地呼吸，這些背後都有細胞在默默工作。可以說，細胞是身體健康的守護者，維持著生命的一切。然而，正因為它們的關鍵角色，當細胞出現問題時，它們也可能成為引發疾病的罪魁禍首。

在健康的狀態下，細胞就像一支運作良好的團隊，每個成員都各盡其職、密切配合，讓整體功能順利進行。比如，身體中的粒線體——它們就像是細胞的「小發電廠」，為我們提供源源不斷的能量。無論是日常活動還是運動中的爆發力，都依賴於粒線體的正常功能。細胞膜則控制著什麼物質可以進入細胞、什麼要排出去，從而保持細胞內部環境的穩定。還有細胞核存放著我們的基因資訊（DNA），這些資訊決定了細胞如何工作、如何自我修復、以及如何適應外界環境的變化。

不同的細胞在我們體內扮演著不同的角色。免疫細胞，比如白血球，它們是身體的「士兵」，一旦有病原體入侵，它們就會立刻行動，識別並消滅入侵者。皮膚細胞構成了身體的「防護牆」，阻擋外界的細菌和有害物質進入體內。而肝臟細胞則是體內的「清潔工」，幫助我們代謝食物、解毒身體中的有害物質。可以說，每一個細胞都是身體這台大機器的必備零件，沒有它們的精確運作，我們無法保持健康。

然而，細胞並不總是能順利完成任務。有時，它們會因為外界環境的壓力、基因突變、毒素、輻射等因素受到損傷。細胞是有彈性的，輕微的損傷它們還能修復，但如果損傷過大或持續時間太久，問題就會變得嚴重。

當細胞功能發生異常時，疾病便會隨之而來。比如，癌症就是由細胞不受控制地分裂引發的。在正常情況下，細胞會按照一定的規則分裂和增殖，但當它們的 DNA（基因）發生突變時，這些規則可能被打破。突變的細胞不再遵循正常的生長週期，開始瘋狂地分裂，並且不再死亡，最終形成腫瘤。這些「叛逆」的細胞不僅破壞了身體的正常功能，還可能透過血液或淋巴系統擴散到身體的其他部位，形成轉移。

細胞衰老也是許多疾病的根本原因之一。細胞和我們一樣，會隨著時間的推移而老化。當你年輕時，細胞可以快速修復損傷和再生，但隨著年齡的增長，這種能力逐漸減弱。比如，皮膚細胞更新的速度減慢，導致皮膚失去彈性、出現皺紋。再比如，免疫細胞的功能也會隨著年齡的增加而下降，使得老年人更容易感染疾病。

細胞衰老與多種老年病息息相關。阿茲海默症就是一個典型的例子。這種疾病的主要原因之一是腦細胞的退化和死亡，導致大腦中的神經傳導系統出現問題，使得人們逐漸失去記憶和認知能力。心血管疾病也是細胞衰老的產物，動脈中的細胞不再如年輕時那般靈活，血管變得僵硬、狹窄，增加了心臟病和中風的風險。

3.2 細胞：迷你又強大的「生命工廠」

細胞是所有生物體的基本生命單位，它們執行了保持生命正常運作所需的所有功能。無論是單細胞生物還是複雜的多細胞生物，細胞都是最小的功能性生命單元。每個生物體，無論簡單還是複雜，都是由細胞組成的。比如，人體是由數兆個細胞組成，每個細胞都有獨特的結構和功能，為身體的整體健康和運作提供支援。

不同的細胞具有不同的亞細胞結構，但所有真核生物都包含相同的三個部分：細胞膜、細胞質和細胞核。這些部分就像一個微型工廠中的不同部門，各自負責特定的任務，讓細胞能夠正常工作。

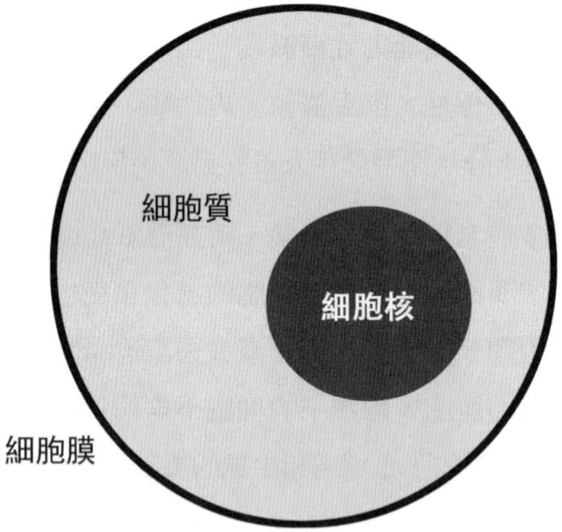

細胞膜（也稱為質膜）是一層由脂質雙層構成的薄膜，包裹著細胞並將其與外部環境分隔開。它的主要作用是選擇性控制物質的進出。細胞膜類似於一座城牆，既保護著細胞內部的精密結構，又充當了守衛，決定什麼物質可以進入細胞，什麼需要排出。就像我們每天都需要吃飯，細胞也需要從外界獲取養分和能量，而細胞膜就是控制這些進出物質的「守衛」。它允許必要的東西——比如氧氣、營養物質和水——進入細胞，同時把廢物或有害物質排出去。這種選擇性讓細胞能夠維持一個穩定的內部環境，從而正常工作。

細胞質是充滿整個細胞內部的膠狀物質，包含了胞器（organelle）和細胞需要的營養物質。我們可以把細胞質想像成細胞的「工廠廠房」，所有的重要生物化學反應都在這裡發生，比如蛋白質的合成、能量的生成等。細胞質不僅為這些反應提供了場所，還儲存了細胞運作所需的水、鹽和有機分子，就像工廠需要原材料一樣。

當你吃飯時，消化系統會把食物分解成小分子，進入血液迴圈，再被運送到每個細胞中。而在細胞質裡，這些營養物質會進一步被處理，提供給細胞使用，確保它們能夠維持健康和活力。

細胞核是細胞的「控制中心」，它掌握著細胞的一切行動。它的主要功能是儲存和保護細胞的遺傳資訊—— DNA。這些 DNA 不僅決定了你的外貌特徵，還指揮著細胞如何生長、如何工作、什麼時候分裂等。可以說，細胞核就像細胞的「大腦」，透過控制基因表達來調節細胞的代謝、修復和繁殖。

細胞核外面包裹著一層核膜，這層核膜不僅可以保護 DNA 免受外界的干擾，還能控制一些分子進出核內，確保細胞核和細胞質之間的資訊傳遞和物質交流正常進行。正因為有了這層精密的保護和調控，細胞核才能讓細胞按照既定的程式執行任務，不會「亂來」。

3.3 不同的細胞，不同的角色

雖然所有細胞都有相似的基礎構造，但它們的功能卻千差萬別。有些細胞負責攜帶氧氣，有些負責傳遞資訊，還有一些細胞控制著我們的運動。這些功能各異的細胞都經過精密的「定制」，以適應它們各自的任務。

細胞的多樣性是生命運作的基礎。正是因為有了不同類型的細胞，各司其職，我們的身體才能正常運轉。從攜帶氧氣的紅血球，到傳遞資訊的神經細胞，再到為運動提供動力的肌肉細胞，每個細胞都是不可或缺的「齒輪」，共同維持著生命這台複雜的機器。

紅血球：氧氣「快遞員」

不管在白天還是黑夜，在我們身體流動的血液中，奔跑著一群不知疲倦的小傢伙。它們的生命週期很短暫，只有 120 天。但在這短暫的生命中，卻異常繁忙的工作著，在血管裡來回穿梭，跑遍身體的每一個角落，為人體生命延續默默的付出畢生精力。它們就是紅血球。紅血球有什麼任務？為什麼要不停的勞動，一刻也不能停歇呢？

因為它們負責運輸著人體代謝必需的物質——氧氣，人體代謝一旦缺乏氧氣，特別是大腦，對缺血缺氧最為敏感，當大腦完全缺血缺氧時，數秒鐘可導致人體喪失知覺，4 分鐘就可發生不可逆的損害，10 分鐘就可能發生腦死亡，後果極為嚴重。紅血球還不只是運輸氧氣，還能運輸二氧化碳、電解質、葡萄糖以及胺基酸等人體所必須的物質。紅血球是血液中行程最長、工作最繁忙的成員。

因此，紅血球就成為了血液中的關鍵成分，它們的主要任務是攜帶氧氣並把它輸送到全身的組織和器官。為了完成這一使命，紅血球的形狀特別適應運輸功能。它們呈現為雙面凹陷的圓盤形狀。這個獨特的形態並不是偶然的設計，它能夠增加紅血球的表面積，從而提高攜帶氧氣的效率。此外，這種形狀讓紅血球可以在狹窄的微血管中靈活穿行，確保氧氣可以到達身體的每一個角落。

紅血球內部含有一種重要的蛋白質——血紅素（血紅蛋白）。血紅素能夠與氧氣分子結合，確保紅血球在肺部吸收氧氣，並透過血液迴圈將氧氣輸送到全身。當紅血球到達目標群組織時，血紅素會釋放氧氣，為細胞的代謝活動提供所需的能量。這種高效的氧氣傳輸系統對我們的生存至關重要。如果紅血球的數量減少或者血紅素功能異常，身體就會出現氧氣供應不足的情況，導致貧血等健康問題。

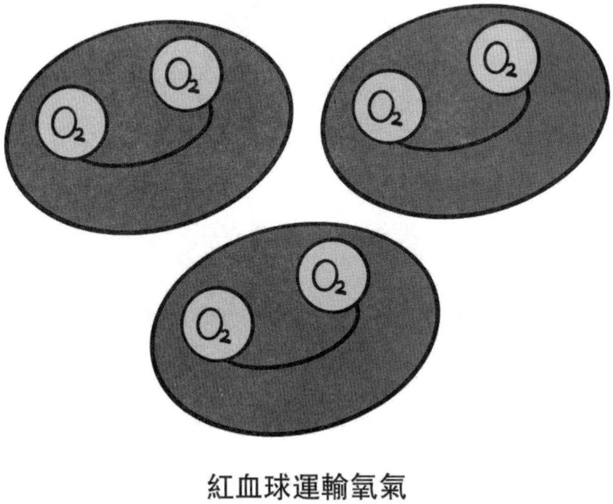

紅血球運輸氧氣

神經細胞：資訊的傳遞者

神經細胞（或稱神經元）是負責傳遞資訊的「通信員」，它們是我們神經系統的基本組成部分。神經細胞的結構十分特殊，它們擁有長長的「軸突」，可以讓資訊以電信號的形式快速從一個細胞傳遞到另一個細胞。神經元透過這種方式連接起大腦、脊髓和身體的各個部分，形成了一個龐大的神經網路。

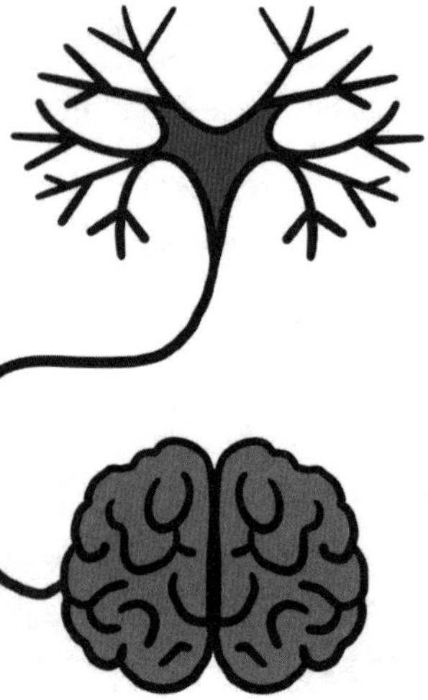

神經細胞傳遞資訊

當你看到某物或觸碰某物時，神經細胞會立即接收到來自外界的刺激，並將這些信號快速傳遞給大腦。大腦再根據這些信號做出反應，比如產生視覺、聽覺或疼痛感。神經細胞不僅負責感知外界刺激，還幫助大腦發出行動指令。比如，當你決定移動手臂時，神經細胞會把大腦的指令傳遞給肌肉細胞，讓你的手臂做出相應的動作。

值得注意的是，神經細胞在發育完成後並不會像其他細胞那樣頻繁分裂。因此，一旦神經細胞受損，它們的自我修復能力有限。這就是為什麼神經系統損傷（比如脊髓損傷或中風）常常會帶來嚴重且持久的影響。

肌肉細胞：運動的動力源

肌肉細胞也稱為肌纖維，在我們的肌肉組織中隨處可見，這些細胞型態上屬於長型且管狀，肌肉細胞是從肌肉母細胞發育而來。經過肌肉生成後肌細胞會特化成數種型態，包括骨骼肌、平滑肌、心肌，這些肌肉各司其職，負責不同的類型。骨骼肌負責人體的運動；心肌主要負責心臟的搏動、全身血液迴圈；平滑肌則和人類腸道活動有關。

肌肉細胞是構成我們身體運動的核心動力源。無論是我們伸展手臂、行走，還是心臟跳動，都離不開肌肉細胞的收縮和舒張。與紅血球和神經細胞不同，肌肉細胞充滿了特定的蛋白質，這些蛋白質能夠讓肌肉像彈簧一樣收縮或拉伸。

肌肉細胞分為三類：骨骼肌、心肌和平滑肌。骨骼肌細胞負責我們自願控制的動作，比如跑步、舉重等。心肌細胞則是心臟的特殊細胞，它們的收縮使得心臟能夠持續泵血，為全身供血。平滑肌細胞則遍佈於我們的消化道、血管和其他內部器官中，控制著許多不由自主的運動，比如食物在胃腸道中的蠕動。

肌肉細胞中的蛋白質——肌動蛋白和肌球蛋白，像一對合作無間的搭檔，負責肌肉的收縮運動。當你決定舉起一杯水時，神經細胞會傳遞信號給你的肌肉細胞，而這些蛋白質會立刻回應，產生運動力，讓你能夠完成這個動作。

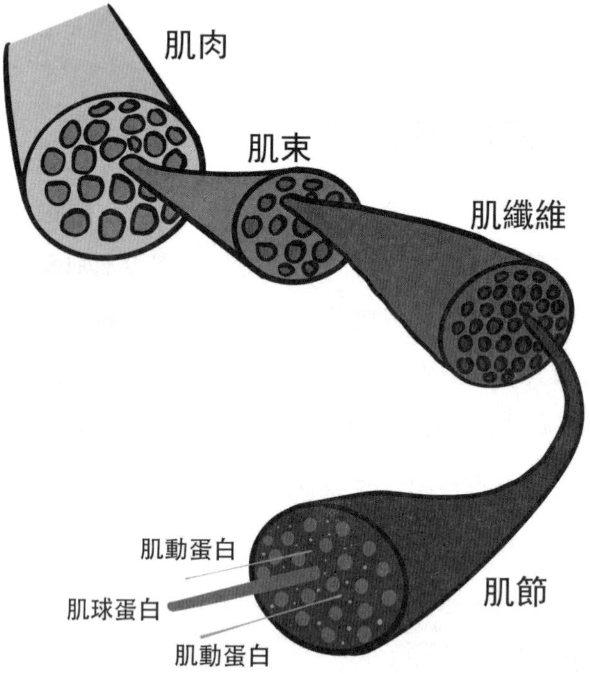

上皮細胞：身體的保護屏障

上皮細胞是一類多樣化的緊密排列的細胞，沿皮膚、肺、胃腸道和泌尿生殖系統等主要器官的腔道排列成行，形成物理屏障，將它們彼此和外部環境分開。上皮細胞是構成我們皮膚和器官表面的細胞，它們的主要任務是形成一道保護屏障，防止外界的有害物質進入身體。上皮細胞緊密排列，就像磚牆一樣構成了一道堅固的防線。

上皮的物理屏障賦予重要的保護和調節功能，包括分泌、選擇性吸收、跨細胞運輸和感覺感知。上皮細胞還招募或啟動其他特化效應細胞，並有助於先天免疫。例如，它們依賴嗜酸性球來啟動和增強免疫反應並發揮抗炎作用。

我們的皮膚就是由上皮細胞組成的，這些細胞不僅保護我們免受細菌、病毒等外來物質的入侵，還能防止水分流失，保持身體的水合作用。此外，上皮細胞也存在於消化道和呼吸道等內部器官的表面。它們幫助吸收營養物質、分泌黏液，並清理廢物。因此，上皮細胞也就構成了我們人體的第一道天然的免疫屏障。

上皮細胞在面對傷口時還具有很強的修復能力。當你擦破皮膚時，周圍的上皮細胞會迅速增殖，填補損傷部位，幫助皮膚癒合。這種快速的自我修復能力是我們身體保持健康的重要保障。

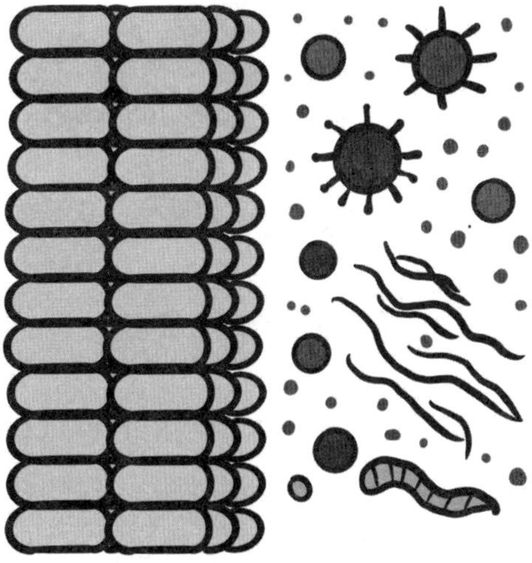

上皮細胞避免有害物質

免疫細胞：身體的「防衛軍」

免疫細胞是我們身體的「防衛軍」，時刻守護著我們的健康。它們的任務是識別並消滅入侵的病原體，比如細菌、病毒和真菌。當有外來物質侵入時，免疫細胞會立即做出反應，啟動攻擊模式，將這些威脅消滅。簡單的說，免疫細胞是指參與免疫應答或與免疫應答相關的細胞。包括淋巴球、樹突細胞、單核 / 巨噬細胞、粒細胞、肥大細胞等。

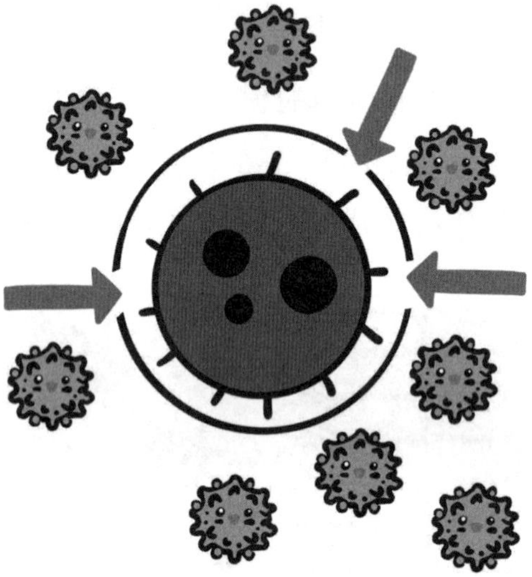

免疫細胞消滅病毒

免疫細胞的種類非常多，最為人熟知的有巨噬細胞和 T 細胞等等。巨噬細胞像清道夫，負責吞噬和消化入侵的病原體和損傷的細胞。T 細胞是免疫系統的「指揮官」，它們可以直接殺死感染細胞，或者釋放信號召集其他免疫細胞一同作戰。

免疫細胞的多樣性和相互協作確保了我們的身體能夠應對各種威脅。如果免疫系統出現問題，可能會導致免疫缺陷，無法抵禦感染；而如果免疫系統過度活躍，則可能引發過敏或自身免疫性疾病。

幹細胞：細胞世界的「萬事通」

幹細胞是另一類特殊的細胞，它們擁有分化成不同類型細胞的能力。也就是說，幹細胞（stem cell）是一類具有自我更新（self-renewal）能力和多向分化潛能（multipotential differentiation）的細胞，在特定條件下，根據我們身體的生長與修復的需要，可分化成多種功能細胞（functional cell）、組織或器官。可以說，幹細胞是細胞世界中的「萬事通」，能夠根據身體的需求變成紅血球、神經細胞、肌肉細胞等多種細胞類型。

在胚胎發育階段，幹細胞是新生命形成的關鍵，它們透過不斷分裂和分化，最終發展成各種器官和組織。即使在成年後，幹細胞也依然存在於骨髓、皮膚和腸道等組織中，幫助身體修復損傷和更新細胞。

幹細胞分為兩大類，即胚胎幹細胞與成體幹細胞。而根據其「發育潛能」分為四類：全能幹細胞、多能幹細胞、次多能幹細胞（專能幹細胞）和單能幹細胞。目前醫學上關於幹細胞的經典定義，要求它具有兩個特性：

自我更新：在維持未分化狀態的同時，能夠經歷細胞生長和細胞分裂的無數次週期，稱為細胞增殖。

分化潛力：分化為特殊細胞類型的能力。從最嚴格的意義上講，這要求幹細胞具有全能性或多能性——能夠產生任何成熟的細胞類型，儘管多能性或單能性的祖細胞有時被稱為幹細胞。除此之外，據說幹細胞功能在回饋機制中受到調節。

也正是由於幹細胞的這種分化能力也為醫學領域帶來了巨大的希望。科學家們希望透過幹細胞療法，修復受損的組織，甚至治療諸如帕金森氏病、糖尿病等複雜疾病。

3.4 細胞也有自己的「器官」

胞器（英語：organelle）又稱細胞器，是細胞質基質內具有一定形態、結構及化學成分，且能執行特定生理功能的亞細胞單位。簡單的說，胞器是細胞的「微小器官」。而在我們身體中，有些胞器能進行自我複製。在每個細胞內部，都包含許多不同的胞器，它們是獨特的、專門的結構，能夠完成細胞生存所必需的基本生命功能。粒線體、內質網、核糖體、高爾基體和溶酶體是最主要的幾種胞器，正因為有了它們的工作，細胞才能維持日常運作，保證生物體的正常生活。

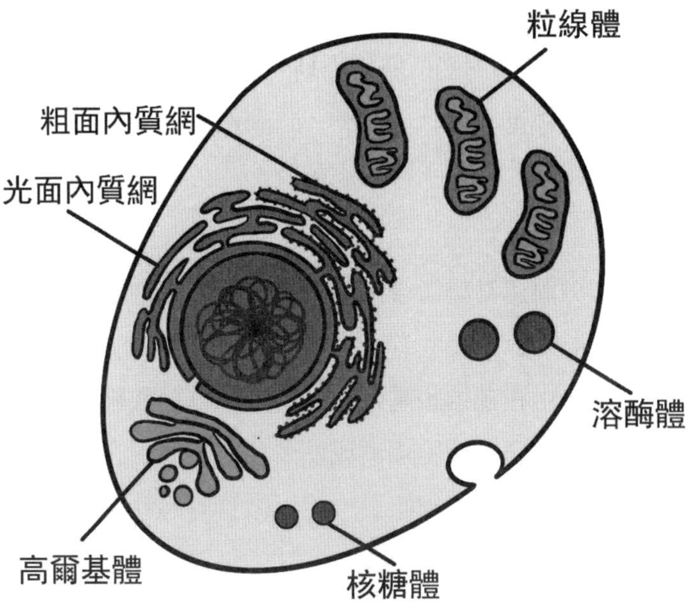

粒線體：細胞的能量工廠

粒線體（mitochondrion）是細胞中的「能量工廠」，幾乎所有的細胞都依賴它來生成能量。粒線體的主要任務就是透過呼吸作用生成三磷酸腺苷（ATP），這是一種高能分子，是細胞的主要能量來源。每當細胞需要能量時，ATP 會被迅速分解，釋放出能量供細胞使用。無論是運動、思考，還是細胞內部的各種生化反應，都離不開粒線體提供的能量。除了為細胞供能外，粒線體還參與諸如細胞分化、細胞資訊傳遞和細胞凋亡等過程，並擁有調控細胞生長和細胞週期的能力。不同生物的不同組織中粒線體數量的差異是巨大的。我們身體中有許多細胞擁有多達數千個的粒線體（如肝臟細胞中有 1000-2000 個粒線體），而有一些細胞則只有一個粒線體（如酵母菌細胞的大型分支粒線體）。大多數哺乳動物的成熟紅血球不具有粒線體。一般來說，細胞中粒線體數量取決於該細胞的代謝水準，代謝活動越旺盛的細胞粒線體越多。這也同樣讓我們看到，粒線體越多的人，他們的代謝活力就越強。

粒線體分佈方向通常與微管一致，通常分佈在細胞功能旺盛的區域：如在腎臟細胞中靠近微血管，呈平行或柵狀排列；在腸表皮細胞中呈兩極分佈，集中在頂端和基部；在精子中分佈在鞭毛中區。在卵母細胞體外培養中，隨著細胞逐漸成熟，粒線體會由在細胞周邊分佈發展成均勻分佈。粒線體在細胞質中能以微管為導軌、由馬達蛋白提供動力向功能旺盛的區域遷移。

粒線體的獨特之處在於它們有自己的遺傳物質，也就是說，它們可能曾經是獨立的微生物，後來演變成了細胞內部的一個組成部分。這種獨立的 DNA 使得粒線體能夠在一定程度上自我複製和調控。在能量需求較高的時候，比如運動時，粒線體會增加 ATP 的生產，確保細胞的能量供給。而在粒線體功能受損時，細胞會因為能量不足而無法正常運作，導致各種疾病。

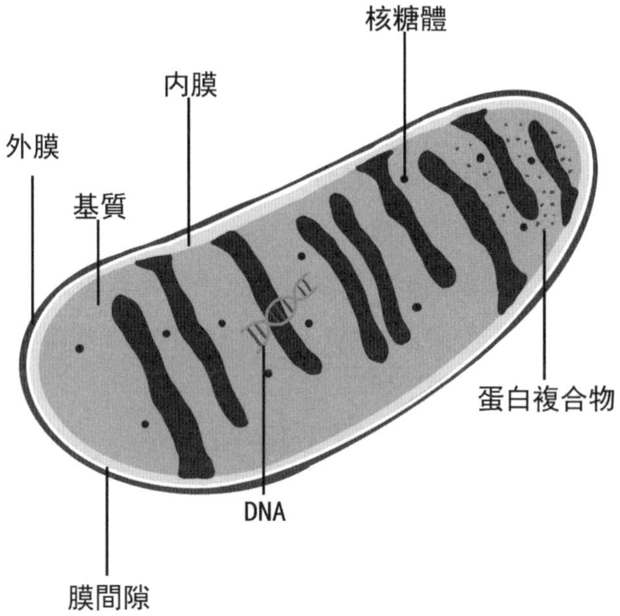

▲ 粒線體的結構

內質網：細胞的製造與運輸系統

內質網（英語：Endoplasmic reticulum, ER）是在真核生物細胞中由膜圍成的隧道系統，為細胞中的重要胞器。內質網是另一個關鍵的胞器，負責合成和運輸蛋白質和脂質。內質網分為兩種：粗糙內質網（RER）和平滑內質網（SER）。雖然它們看似相似，但功能卻截然不同。粗糙內質網上佈滿了核糖體，這使得它的表面看起來凹凸不平。這些核糖體負責合成蛋白質，特別是那些需要分泌到細胞外或嵌入到細胞膜中的蛋白質。核糖體在粗糙內質網上工作，將基因資訊翻譯成具體的蛋白質分子，而這些新合成的蛋白質會透過內質網的腔體進行折疊和修飾，確保它們能夠正常運作。

與粗糙內質網不同，平滑內質網上沒有核糖體，它的作用也不在蛋白質合成上。平滑內質網主要負責脂質的合成，包括細胞膜所需的磷脂，還參與了膽固醇的合成。除此之外，平滑內質網在解毒方面也發揮著重要作用。肝臟細胞中的平滑內質網尤其發達，它能夠幫助分解和中和有毒物質，確保這些物質不會在體內積累，從而損害健康。

核糖體：細胞的「蛋白質工廠」

核糖體（ribosome），舊稱「核糖核蛋白體」或「核蛋白體」，是細胞中的一種胞器，它也是一種非膜狀特殊構造，由一大一小兩個亞基結合形成，主要成分是相互纏繞的 RNA（稱為「核糖體 RNA」，ribosomal RNA，簡稱「rRNA」）和蛋白質（稱為「核糖體蛋白質」，ribosomal protein，簡稱「RP」）。

核糖體在細胞中負責完成「中心法則」裡由 RNA 到蛋白質這一過程，此過程在生物學中被稱為「翻譯」。在進行翻譯前，核糖體小次單元會先與從細胞核中轉錄得到的信使 RNA（messenger RNA，簡稱「mRNA」）結合，再結合核糖體大次單元構成完整的核糖體之後，便可以利用細胞質基質中的轉運 RNA（transfer RNA，簡稱「tRNA」）運送的胺基酸分子合成多肽。當核糖體完成對一條 mRNA 單鏈的翻譯後，大小亞基會再次分離。

核糖體雖然是細胞中最小的胞器之一，但它們的功能卻至關重要。核糖體負責將 DNA 中的遺傳資訊轉化為蛋白質，而蛋白質是細胞結構和功能的基石。核糖體存在於細胞的兩個位置：一種是附著在粗糙內質網上，另一種是自由漂浮在細胞質中。

附著在粗糙內質網上的核糖體專門合成需要分泌或者嵌入細胞膜的蛋白質，而自由漂浮的核糖體則負責合成在細胞內部使用的蛋白質。無論是在什麼位置，核糖體都起著將基因資訊「翻譯」成蛋白質的關鍵作用。如果沒有核糖體，細胞將無法生成任何蛋白質，細胞的基本功能也無法維持。

高爾基體：細胞的「快遞中心」

高爾基體（Golgi apparatus, Golgi complex, Golgi body, Golgi）是真核細胞中的一種胞器。屬於細胞的一組單層膜，專門收集並包裹各種物質，例如酶和激素。這些膜形成像一堆平板的扁囊，部分扁囊常常脫離並移向細胞膜，一旦與細胞膜接合，便將其中內含物排出細胞。

大多數真核細胞生物（包括植物、動物和真菌）均有高爾基體。細胞除了生產蛋白質外，還需要將這些蛋白質進行修飾、打包，並運送到細胞需要的地方，這就需要高爾基體的幫助。高爾基體是細胞中的「快遞中心」，它負責對蛋白質進行最後的修飾。新合成的蛋白質在粗糙內質網上生成後，會被運送到高爾基體，在這裡它們會經歷進一步的修飾，比如添加糖鏈，或將它們折疊成最終的三維結構。

一旦蛋白質修飾完成，高爾基體會將它們打包成小小的囊泡，這些囊泡就像細胞內的「快遞包裹」，將蛋白質送往細胞內的特定地點，或者透過細胞膜分泌到細胞外。比如，胰島細胞中的高爾基體負責將胰島素打包，並透過血液送到全身，以幫助調節血糖水準。如果高爾基體出現問題，蛋白質的運輸和分配就會發生混亂，細胞的正常功能也會受到影響。這可能導致許多健康問題，比如一些與蛋白質分泌異常相關的遺傳疾病。

溶酶體：細胞的「清道夫」

溶酶體是細胞內的垃圾處理站，它們負責分解和回收細胞中不再需要或受損的部分。溶酶體的內部充滿了消化酶，這些酶能夠分解複雜的分子，比如蛋白質、脂肪和糖類。當細胞中的某些結構變老、受損或者不再需要時，溶酶體就會發揮作用，將這些廢物「吃掉」，並將其中有用的部分重新利用。這不僅保持了細胞的清潔，也有助於資源的回收。

溶酶體在對抗外來入侵者時也有重要作用。當細胞被細菌或病毒感染時，溶酶體會吞噬這些外來物質，並將它們消化掉，從而保護細胞免受進一步的侵害。

溶酶體在細胞死亡過程中也扮演了關鍵角色。細胞死亡並不總是一件壞事，有時，細胞會透過一種名為「程式性細胞死亡」（即細胞凋亡）的機制主動結束自己的生命，以維持整個生物體的健康。溶酶體會在細胞凋亡的過程中參與其中，幫助分解細胞中的內容物，確保死亡的細胞不會損害周圍的健康細胞。

胞器的協作：維持生命的運轉

雖然每個胞器都有獨立的功能，但它們之間是緊密聯繫、相互合作的。

比如，粗糙內質網合成的蛋白質必須經過高爾基體修飾才能發揮作用，而高爾基體打包的蛋白質可能會運送到細胞膜，或者被溶酶體分解回收。粒線體所提供的能量，正是支撐這些細胞活動順利進行的關鍵。如果任何一個環節出現問題，整個細胞的運作都會受到影響。

胞器之間的相互協作不僅是細胞正常工作的基礎，也是細胞對外界變化作出回應的關鍵。當細胞需要應對能量需求的增加、抵禦外來病原體或者修復受損結構時，各個胞器會迅速協調，確保細胞能夠適應這些變化，並在需要時進行自我更新。這種複雜而精確的協作機制，正是生命運作的奇蹟之一。

3.5 粒線體「壞」了，會發生什麼？

粒線體是細胞的「能量工廠」，透過一系列複雜的生物化學反應，粒線體能夠將糖、脂肪等食物中的化學能量轉化為 ATP 分子。ATP 是細胞活動的直接能源，無論是肌肉收縮、神經傳導，還是蛋白質合成、細胞增殖，都離不開 ATP 的供應。

當然，粒線體並不僅僅只是個能量生產者，它還參與了其他重要的生理過程。

細胞凋亡是一種有序的細胞死亡方式，對於維持組織的健康、清除受損或不需要的細胞至關重要。當細胞需要凋亡時，粒線體會釋放特定的信號分子，啟動細胞的自毀程式，從而保持機體的正常運轉。

粒線體還參與了脂肪、糖和胺基酸的代謝反應，幫助身體從這些營養物質中提取能量，維持細胞的正常代謝功能。

此外，在粒線體的代謝活動中，會產生一種副產物——活性氧（ROS），它們是一類具有高度活性的分子。少量的 ROS 對細胞有利，可以作為信號分子調控細胞功能。然而，如果粒線體功能異常，ROS 的產生過量，細胞內的抗氧化系統無法清除多餘的 ROS，就會對細胞的 DNA、蛋白質和脂質造成氧化損傷，增加細胞死亡的風險。

粒線體功能失常對健康的影響極為嚴重，特別是對那些能量需求極高的組織，如大腦、心臟、肌肉和神經系統。由於這些器官依賴大量的 ATP 來維持正常功能，一旦粒線體無法生成足夠的能量，或無法正確管理代謝產物，疾病就會迅速出現。粒線體疾病就是這樣的一類疾病，它們往往由粒線體或核 DNA 的突變引起。

MELAS 症候群是最常見的粒線體疾病之一。該疾病通常由粒線體 DNA（mtDNA）突變引發，患者常在兒童期或青春期開始出現症狀。MELAS 的主要表現包括急性中風發作、癲癇發作、肌肉無力、頭痛以及乳酸酸中毒。由於粒線體功能障礙，患者體內乳酸水準升高，導致代謝失衡，進而損害大腦、肌肉和神經系統的功能。隨著病情進展，患者可能會失去行動能力，病情通常迅速惡化，嚴重影響生活品質。

Leigh 症候群是一種罕見的遺傳性神經系統疾病，通常在嬰幼兒期發病。該疾病由粒線體呼吸鏈中的基因突變引發，主要影響大腦的某些特定區域，導致肌肉無力、發育遲緩、呼吸問題和癲癇發作。Leigh症候群的進展非常迅速，通常在發病幾個月或幾年內會導致死亡。這種疾病的遺傳模式可以是母系遺傳，也可能是由核 DNA 中的突變引發。

除了經典的粒線體疾病，越來越多的研究表明，粒線體功能障礙與多種常見的代謝疾病和神經退行性疾病密切相關。

比如，粒線體功能障礙會影響胰島細胞的能量代謝，導致胰島素分泌異常，從而增加第 2 型糖尿病的發病風險。此外，粒線體產生的 ROS 過多也可能引發胰島細胞損傷，加重糖尿病的病情。

心臟也是一個高度依賴能量的器官，粒線體功能不全會導致心肌能量供應不足，造成心肌細胞功能下降，最終引發心肌病。患者常表現為心臟衰竭、心律不齊和心臟擴大等症狀。

粒線體 DNA 只來自於母親？

與我們通常認為的 DNA 位於細胞核內不同，粒線體擁有自己的獨立 DNA，這就是粒線體 DNA（mtDNA）。這種遺傳物質僅存在於粒線體中，而非細胞核。

粒線體 DNA 通常呈環狀，較小，但卻承載著細胞能量生產的核心資訊。它編碼了與能量代謝密切相關的多種蛋白質，這些蛋白質是粒線體呼吸鏈的重要組成部分。

粒線體 DNA 非常古老，被認為是遠古時期的一種獨立微生物——原核生物的遺留物。數十億年前，某些原核生物被古代真核細胞吞噬，並演變成了今天的粒線體，成為了細胞內部的「能量工廠」。因此，粒線體DNA在一定程度上獨立於核DNA，並且具備自主複製的能力。

值得一提的是，與常規的雙親遺傳不同，粒線體DNA幾乎只透過母親傳遞給後代，這一遺傳方式被稱為母系遺傳。

具體來看，在受精過程中，精子和卵子各自提供了遺傳資訊，但在粒線體遺傳方面，卵子不僅提供了核DNA，還提供了大量粒線體，而精子的粒線體則僅限於其尾部，用於為運動提供能量。受精後，精子的尾部及其粒線體通常被降解，因此受精卵中的粒線體幾乎完全來自母親。換句話說，後代所有的粒線體遺傳資訊都來自母親，而父親的粒線體在受精過程中被淘汰。

這種母系遺傳的機制意謂著所有粒線體相關的遺傳資訊，包括mtDNA上的突變，都將透過母親傳遞給下一代。如果母親的粒線體DNA存在突變，那麼她的所有孩子都會繼承這些突變。這使得粒線體相關疾病具有典型的母系遺傳模式，子女不論性別，都會受到母親mtDNA遺傳資訊的影響。

而粒線體DNA的突變則是引發許多粒線體疾病的主要原因。由於粒線體DNA缺乏像核DNA那樣完善的修復機制，它更容易受到突變的影響。這些突變可能累積在某一代或多代母系遺傳中，最終導致顯性疾病症狀的出現。實際上，有些人雖然攜帶粒線體DNA突變，但可能並不表現出明顯症狀。然而，當突變達到一定的「閾值」時，粒線體功能顯著下降，疾病症狀才會出現。這種累積效應意謂著，一位母親雖然沒有嚴重的粒線體疾病症狀，但她的孩子可能因為突變的積累而出現更為嚴重的疾病表現。

雖然粒線體 DNA 獨立存在，但它的功能調控依然依賴於核 DNA 中的基因。粒線體雖然有自己的 DNA，但它所需的大多數蛋白質實際上是由核 DNA 編碼的。這意謂著，核 DNA 的基因突變也可能影響粒線體的功能，從而引發粒線體疾病——許多粒線體疾病是由核基因的突變引起的。

比如，某些核基因的突變會影響粒線體蛋白質的生成、組裝和修復，進而削弱粒線體的能量代謝功能。這種情況下，雖然 mtDNA 沒有發生突變，但粒線體的正常功能仍然被破壞，導致粒線體疾病的發生。這也解釋了為什麼粒線體疾病並不總是母系遺傳。因為如果是核 DNA 中的突變導致粒線體功能受損，那麼該突變既可以從父親遺傳，也可以從母親遺傳。這種基因突變的多樣性增加了粒線體疾病的複雜性，也使得診斷和治療變得更加困難。

3.6 細胞損傷：生命的壓力測試

細胞是維持生命的基本單位，然而，它們並不是免疫於外界或內部壓力的。在面對各種傷害和壓力時，細胞會經歷損傷，損傷程度和持續時間決定了細胞是否能恢復正常功能或走向死亡。細胞損傷不僅影響細胞本身的健康，還可能引發組織、器官乃至整個機體的病理變化。

根據損傷的嚴重程度和細胞的恢復能力，細胞損傷可以分為可逆性損傷和不可逆性損傷兩種形式。

可逆性細胞損傷：希望仍在

可逆性細胞損傷指的是細胞在移除有害因素後能夠自我修復、恢復功能的情況。這種類型的損傷是細胞在面對壓力時的初步反應，意謂著損傷還未達到無法逆轉的階段。常見的可逆性損傷包括細胞腫脹和脂肪變性。

細胞腫脹是最常見的可逆性損傷之一。當細胞面對外界壓力時，比如缺氧、中毒等，細胞的能量代謝就會出現問題，導致細胞膜內外的電解質平衡被打破。此時，水分會大量進入細胞，使得細胞膨脹。想像一下，一個普通的氣球突然被充滿水，它會逐漸脹大，細胞腫脹的情形類似。

缺氧是引發細胞腫脹的常見原因之一。在心臟病發作時，心肌細胞因缺乏氧氣無法維持正常代謝，水分就會滲入細胞，使心臟組織出現腫脹。這種情況下，如果血液供氧恢復及時，細胞腫脹可以透過細胞膜的修復功能恢復正常。但如果缺氧時間過長，細胞將無法恢復，會導致不可逆的壞死。

脂肪變性是指細胞中積累了過多的脂肪，造成其結構和功能的改變。這是另一種代謝異常引起的可逆性損傷，尤其常見於肝臟等代謝活躍的器官。脂肪變性的發生通常與酒精濫用、糖尿病、高脂飲食等代謝問題有關。

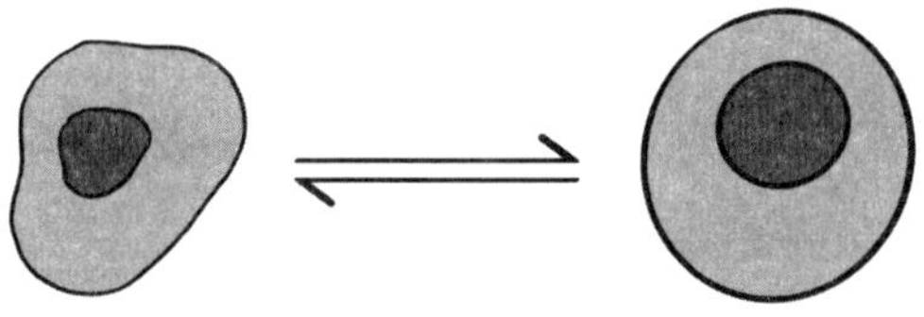

可逆性細胞損傷（細胞腫脹）

不可逆性細胞損傷：無路可退

當細胞面對的壓力或損傷超過其自我修復的能力，細胞會進入不可逆損傷階段。這種情況下，細胞已經無法恢復正常功能，最終走向細胞死亡。不可逆性損傷的主要表現形式是壞死和凋亡。

壞死是一種被動的細胞死亡方式，通常由劇烈的外界傷害、缺氧、毒性物質或感染引發。細胞在壞死過程中，內部結構逐漸解體，細胞膜破裂，細胞內容物洩漏到周圍組織，引發炎症反應。壞死會影響周圍的細胞和組織，可能導致廣泛的組織損傷。

典型的例子是心肌梗塞，即心臟病發作。心臟病發作時，由於冠狀動脈阻塞，心肌細胞得不到充足的氧氣供應。隨著缺氧時間的延長，心肌細胞無法繼續維持正常的能量代謝，最終發生壞死。這些壞死的心肌細胞無法再生，導致心臟功能受損，嚴重時甚至會引發心臟衰竭。

壞死不僅限於心臟，它可以發生在任何器官中，比如中風時的大腦、嚴重感染時的皮膚組織等。由於壞死會引發強烈的炎症反應，它對機體的損害通常是迅速而廣泛的。

與壞死不同，凋亡是細胞的一種主動、自發的死亡過程。它是一種精確而有序的「程式性細胞死亡」，是細胞在完成使命或遭遇不可修復損傷時啟動的自毀機制。凋亡不會引發炎症反應，相反，它在細胞更新、組織修復以及對抗腫瘤細胞等方面發揮了積極作用。

凋亡的發生就像細胞被「程式設計」了特定的壽命，當細胞老化或不再需要時，它們就會透過凋亡的方式安靜地「退場」。在正常的生理過程中，凋亡是維持身體健康的重要機制。比如，皮膚細胞不斷更新，老舊細胞會透過凋亡被移除，為新細胞騰出空間。

然而，凋亡並非總是正面的。在某些病理情況下，凋亡可能被過度啟動或抑制。在病毒感染中，病毒可能透過控制宿主細胞的凋亡機制，促使受感染的細胞提前死亡，從而使病毒在細胞內的增殖受到限制。另一方面，癌症中的凋亡抑制機制異常，使得癌細胞逃避自毀，得以無限增殖，形成腫瘤。

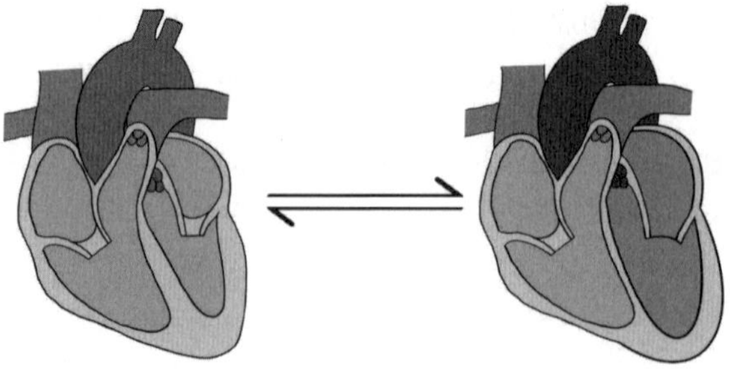

不可逆性細胞損傷（心肌梗塞）

3.7 肝細胞的不可逆病變

肝臟是人體中一個至關重要的器官，負責多種代謝功能，尤其在脂肪代謝中起著核心作用。它不僅幫助消化脂肪，還負責脂肪的儲存和轉化。

然而，當脂肪代謝失衡時，大量脂肪就會在肝細胞中堆積，導致一種常見的肝病——脂肪肝。脂肪肝是一種常見的代謝性疾病，雖然早期通常是可逆的，但如果不加以控制，可能會引發更嚴重的肝臟問題，比如肝硬化甚至肝癌。

具體來看，脂肪肝是指肝臟中脂肪含量超過肝臟重量的 5% 以上，肝細胞中脂肪（主要是三酸甘油脂，又稱「甘油三脂」）異常堆積的狀態。

脂肪肝的形成與多種因素密切相關。酒精是最常見的因素之一，長期飲酒會影響肝臟的脂肪代謝。酒精在肝臟中代謝時，產生的乙醛等有害物質會抑制脂肪的氧化，導致脂肪在肝細胞中的積累。高熱量、高脂肪飲食和肥胖也會導致體內脂肪代謝紊亂，脂肪無法被有效轉化，導致其堆積在肝臟中。肥胖還常伴有胰島素抗性，這種代謝障礙進一步加劇脂肪的堆積。

根據引發脂肪肝的原因，脂肪肝可分為兩大類：酒精性脂肪肝和非酒精性脂肪肝。

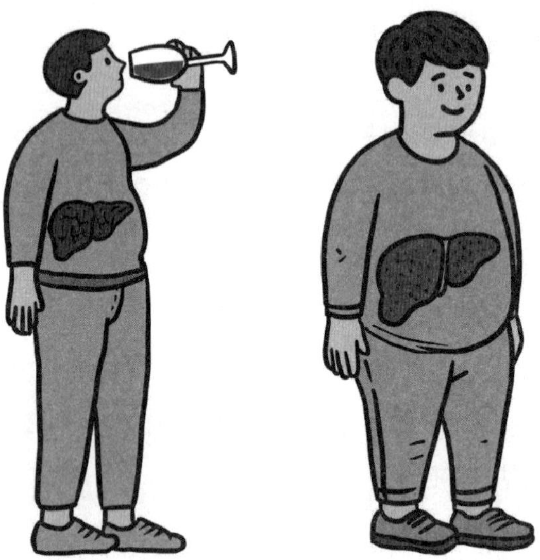

顧名思義，酒精性脂肪肝是由於長期大量飲酒引起的。酒精在肝臟中代謝為乙醛，乙醛對肝細胞有毒性，損害粒線體的正常功能，抑制脂肪的分解和利用。隨著時間的推移，脂肪會逐漸在肝細胞中堆積，最終導致酒精性脂肪肝。

酒精性脂肪肝通常伴隨著肝細胞炎症，進一步發展可能會導致酒精性肝炎，甚至發展為肝纖維化和肝硬化。長期過量飲酒的人如果不及早戒酒，脂肪肝可能會迅速惡化。

非酒精性脂肪肝（NAFLD）是脂肪肝中最常見的類型，常與肥胖、第 2 型糖尿病和高脂血症等代謝症候群密切相關。NAFLD 的發病機制複雜，主要與胰島素抗性、過度脂肪攝入、以及體內炎症反應有關。非酒精性脂肪肝可以進一步分為兩種亞型，即非酒精性脂肪性肝炎（NASH）：和非酒精性脂肪性肝炎。

非酒精性脂肪性肝炎（NASH）：主要表現為肝細胞中的脂肪堆積，通常沒有明顯的炎症或纖維化跡象，屬於較為溫和的脂肪肝類型。非酒精性脂肪性肝炎是一種更為嚴重的脂肪肝類型，伴有肝細胞炎症、壞死和纖維化。NASH 的患者發展為肝硬化的風險顯著增高。

脂肪肝的可逆性

早期脂肪肝通常是可逆的，特別是在早期階段，如果透過干預去除導致脂肪堆積的誘因，肝細胞的脂肪含量可以顯著減少，肝功能也會逐漸恢復正常。

但是，如果沒有及時干預和調整，任由脂肪肝持續發展，炎症和細胞損傷就會逐漸加劇，肝臟會啟動纖維化過程，即過度生成結締組織來修復受損的肝細胞。這種纖維化本質上是一種傷口癒合反應，但如果過度進行，纖維化會變得不可逆，進而發展為肝硬化。

肝硬化是一種更嚴重的肝病，表現為肝臟結構的改變和肝功能的嚴重受損。肝硬化中的纖維化組織會阻礙正常肝細胞的生長和功能，肝臟的代謝、解毒和蛋白質合成能力顯著下降。肝硬化的後期還可能導致門脈高壓、腹水和肝功能衰竭等嚴重併發症。

在肝硬化的情況下，患者發展為肝癌的風險顯著增加。肝硬化是肝癌的重要前驅因素，因為持續的炎症和纖維化會促使肝細胞發生基因突變，增加惡性腫瘤的風險。

3.8 心肌梗塞：最典型的細胞壞死

心肌梗塞，也就是心臟病發作，是細胞壞死在人體中最典型和最嚴重的表現之一。

心肌梗塞是指由於冠狀動脈阻塞，導致心肌細胞缺氧、損傷並最終發生壞死的過程。冠狀動脈是供應心臟氧氣和營養物質的主要血管，當冠狀動脈被血栓或動脈粥樣硬化斑塊阻塞時，心肌無法獲得足夠的氧氣，細胞代謝就會受到嚴重影響。

通常，心肌細胞依賴於持續的氧氣供應來維持正常的能量代謝，特別是生成三磷酸腺苷（ATP），這是細胞活動的主要能量來源。當冠狀動脈發生阻塞時，心肌細胞的氧氣供應就會迅速下降。

缺氧狀態下，心肌細胞會轉向無氧代謝（即糖酵解），但這種代謝方式效率低下，無法提供足夠的 ATP，導致細胞的能量供應不足。

能量代謝失衡不僅影響心肌細胞的正常功能，還會導致細胞內部的酸性物質——比如乳酸積累，破壞細胞內部環境。隨著缺氧時間的延長，細胞膜功能逐漸失調，離子泵失效，細胞逐漸失去控制內部環境的能力，水分湧入，細胞開始腫脹。

當心肌細胞的缺氧狀態持續數小時後，細胞內的代謝紊亂將變得不可逆轉。細胞膜的完整性逐漸被破壞，最終發生破裂，細胞內的內容物，比如酶和蛋白質，會洩漏到細胞外環境中。這些內容物不僅對周圍的心肌細胞有毒性，還會引發局部的炎症反應。

細胞膜破裂標誌著心肌細胞正式進入壞死狀態。由於壞死是不可逆的，細胞死亡後，無法再生。這種大規模的細胞死亡會嚴重影響心臟的泵血功能，尤其是在大面積心肌梗塞時，心臟的收縮能力明顯下降，可能導致心臟衰竭。

在心肌梗塞的過程中，壞死的心肌細胞會引發強烈的炎症反應。身體的免疫系統會釋放大量炎症介質和免疫細胞，試圖清除壞死的細胞碎片。這些炎症反應雖然是修復過程的一部分，但也可能對周圍的健康組織造成進一步的損傷。

在心肌梗塞後期，人體會啟動組織修復過程。纖維母細胞增殖並生成結締組織，填補壞死細胞留下的空隙。然而，這種結締組織不同於正常心肌，它沒有收縮功能，無法幫助心臟泵血。隨著時間的推移，壞死部位會形成瘢痕組織，導致心臟的彈性和收縮力下降。

從心臟衰竭到死亡

心肌梗塞的嚴重性取決於梗塞的面積和位置。當大面積心肌發生壞死時，心臟的泵血能力會顯著下降，無法有效向全身供應血液。

心臟衰竭、心律失常和心臟破裂都是心肌梗塞的常見後果。

心臟衰竭是心肌梗塞的常見併發症之一，指的是心臟無法正常泵血，導致血液迴圈不流暢，進而影響器官的功能。由於壞死的心肌細胞無法再生，心臟的收縮力會永久下降，特別是在左心室發生大面積壞死時。心臟衰竭的患者通常會出現呼吸困難、乏力、肢體水腫等症狀，嚴重時可能需要依賴藥物或醫療設備維持心臟功能。

心肌梗塞還可能引發心律失常。壞死的心肌細胞可能擾亂心臟的電信號傳導，導致心跳不規律或過快、過慢。某些嚴重的心律失常（如室顫）可能導致心臟突然停止跳動，也就是心臟驟停，如果不及時搶救，可能導致死亡。

在某些情況下，心肌梗塞後修復過程中的瘢痕組織無法承受心臟的收縮壓力，還會導致心臟破裂，這是一種極為危急的情況，通常會造成急性心包填塞（血液流入心包），進而引發心源性休克，死亡率極高。

3.9 細胞損傷的多種原因

細胞損傷的原因可以歸為多種類別，涉及缺氧、化學性、物理性、感染以及營養失衡等多種外界和內部的壓力源。每一種損傷機制都有不同的病理過程，但最終的結果都是細胞功能障礙甚至死亡。

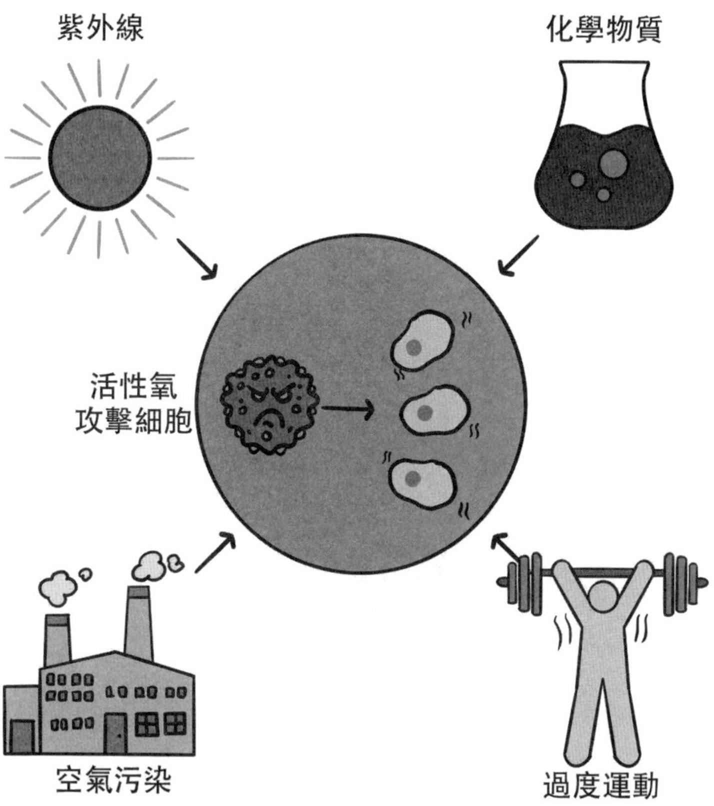

缺氧：細胞損傷的最常見原因

缺氧是導致細胞損傷的最常見因素之一。無論是由於心臟病、呼吸衰竭、血流阻塞還是其他原因，缺氧都會對細胞造成巨大傷害。正常情況下，細胞依賴氧氣來生成 ATP，這是一種為細胞提供能量的關鍵分子。在缺氧的情況下，細胞無法透過正常的氧化磷酸化途徑生成足夠的 ATP，導致能量供應不足，進而影響細胞的代謝功能。

比如，在中風中，大腦中的神經細胞由於血流阻斷而缺氧，這不僅導致細胞死亡，還會引發廣泛的神經系統功能障礙。缺氧對高能量需求的細胞影響尤為顯著，因為這些細胞在日常運作中消耗大量的ATP，無法忍受長時間的能量匱乏。

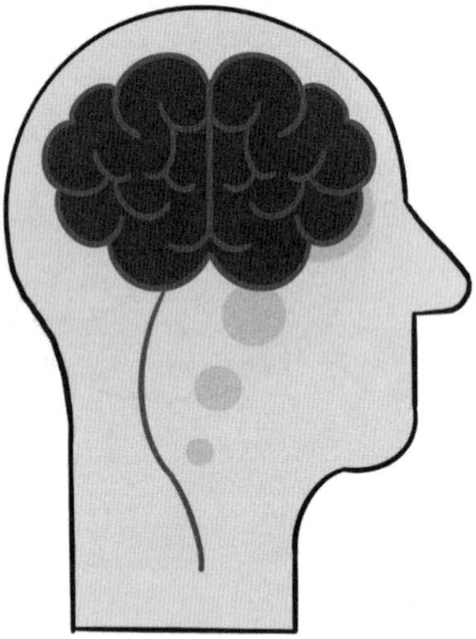

缺氧

化學性損傷：來自化學物質的侵害

化學性損傷是另一類常見的細胞損傷來源。某些化學物質，無論是環境中的毒素、藥物，還是體內代謝產生的有害物質，都會對細胞造成直接或間接的破壞。

酒精（乙醇）過量攝入就會對肝臟細胞造成損害。酒精在體內代謝時，生成的毒性物質（如乙醛）會對肝細胞的膜和內部結構產生破壞，長期飲酒者可能會發展為脂肪肝、肝硬化，甚至肝癌。其他如重金屬（如鉛、汞）等物質也能對細胞產生嚴重影響。這些物質可能直接干擾細胞的酶系統，導致代謝障礙，或者破壞細胞膜，導致細胞死亡。藥物過量或誤用也屬於化學性損傷的一部分，某些抗癌藥物雖然能殺死癌細胞，但也會損傷正常細胞，導致患者出現嚴重的副作用。

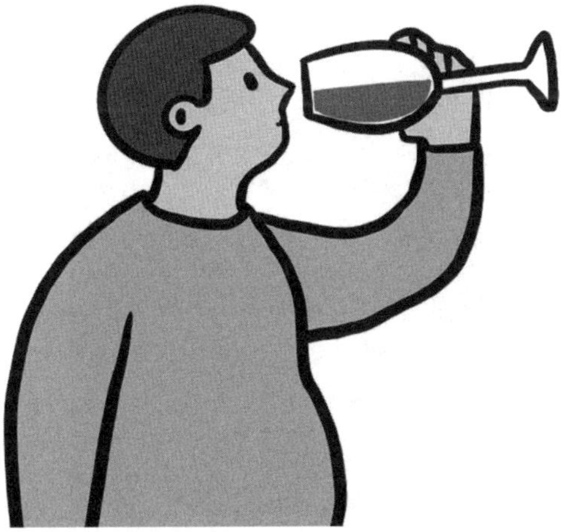

化學性損傷

物理性損傷：機械力、溫度和輻射的威脅

細胞的物理性損傷來源於外界的物理力量或條件，包括機械性創傷、極端溫度、輻射等。這類損傷可能直接破壞細胞膜，使得細胞內容物洩漏，或導致細胞內部結構的破壞。

機械性損傷——如割傷、挫傷或撞擊等會導致組織結構的物理破裂，細胞膜損壞，內容物洩漏，最終引發細胞死亡。高溫和低溫都會對細胞造成損害，高溫會導致蛋白質變性，破壞細胞的結構與功能；低溫則會使細胞中的水分結冰，形成冰晶，破壞細胞膜和胞器。

紫外線和 X 射線等電離輻射則會對細胞的 DNA 造成直接破壞，導致基因突變、細胞凋亡或癌變。輻射不僅會破壞細胞核中的 DNA，還可能導致粒線體的功能障礙，從而影響能量代謝。

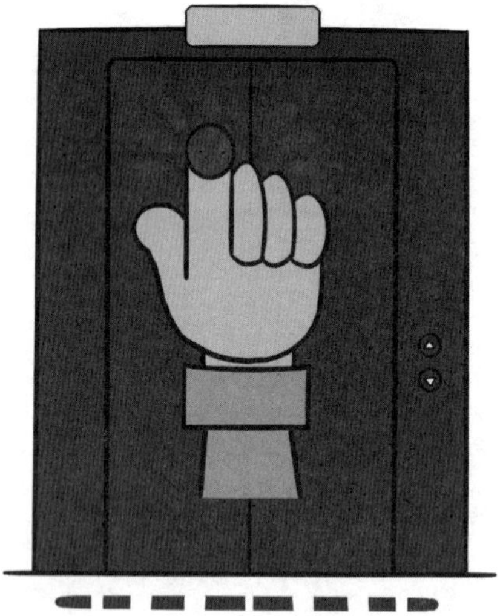

物理性損傷

感染：病原體的攻擊

感染是由病毒、細菌、真菌等病原體引起的細胞損傷。這些病原體可以透過多種方式損害細胞。

其中，病毒會進入宿主細胞，劫持細胞的基因表達機制來進行自身的複製。這不僅耗盡了細胞的資源，還可能導致細胞功能的喪失和死亡。B 型肝炎病毒和 C 型肝炎病毒會直接攻擊肝細胞，導致肝細胞的壞死和纖維化。

細菌通常透過分泌毒素來損害宿主細胞。金黃色葡萄球菌產生的毒素可以破壞細胞膜，導致細胞壞死。某些細菌毒素還能透過干擾細胞信號通路，導致細胞功能異常，甚至死亡。

真菌通常透過破壞宿主細胞的細胞壁或膜來引發感染。在免疫力低下的人群中，真菌感染常常會引發嚴重的組織損傷，導致感染擴散。

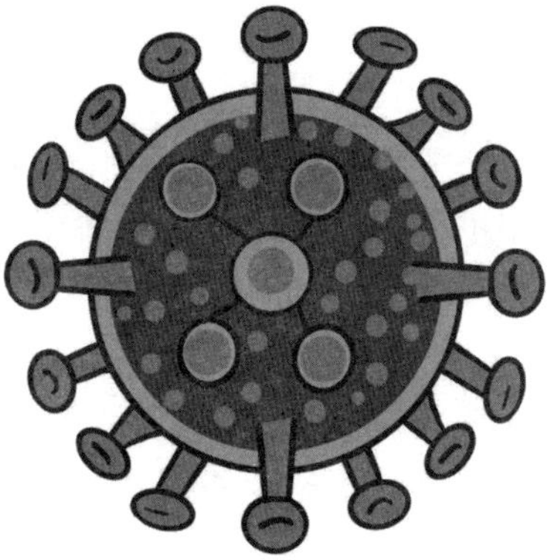

病原體感染

3.10 細胞的營養不良

營養平衡對維持細胞健康至關重要。細胞在日常運作中需要各種營養物質來維持能量代謝、合成蛋白質、修復損傷並維持其正常功能。然而，當細胞無法獲得所需的足夠營養物質，或體內代謝功能出現紊亂時，細胞就會受到影響，最終可能導致細胞損傷、組織功能失常，甚至引發疾病。

營養失衡作為細胞損傷的重要原因，主要體現在兩方面：營養缺乏和過度營養攝入，這兩者都會導致代謝紊亂，進而引發一系列細胞問題。

營養缺乏與細胞損傷

細胞的營養缺乏包括維生素缺乏、必須脂肪酸缺乏和蛋白質缺乏等。

維生素在維持細胞代謝、保護細胞免受氧化損傷以及促進細胞分裂和修復方面起著至關重要的作用。而特定維生素的缺乏就會導致特定類型的細胞損傷。

比如，維生素 B12 和葉酸在 DNA 合成和細胞分裂中起著關鍵作用。維生素 B12 缺乏會導致紅血球生成受阻，引發巨幼細胞性貧血。在這種狀態下，細胞在分裂時無法完成正常的 DNA 複製，導致紅血球的體積異常增大但功能不完全。葉酸缺乏不僅影響紅血球生成，還會導致神經管畸形，尤其在胎兒發育過程中至關重要。

維生素 D 在維持鈣和磷的平衡、骨骼健康中起著重要作用。當缺乏維生素 D 時，骨骼發育和修復受損，容易引發佝僂病和骨質疏鬆。維生素 D 缺乏還與免疫系統功能下降也有密切關係，細胞修復和免疫防禦的效率都會降低。

維生素C則是重要的抗氧化劑，能保護細胞免受自由基的損害。當缺乏維生素C時，細胞內的膠原蛋白合成受阻，導致傷口癒合能力下降，最終可能發展為壞血病。這種疾病的特徵是出血、皮膚潰爛以及組織修復不良。

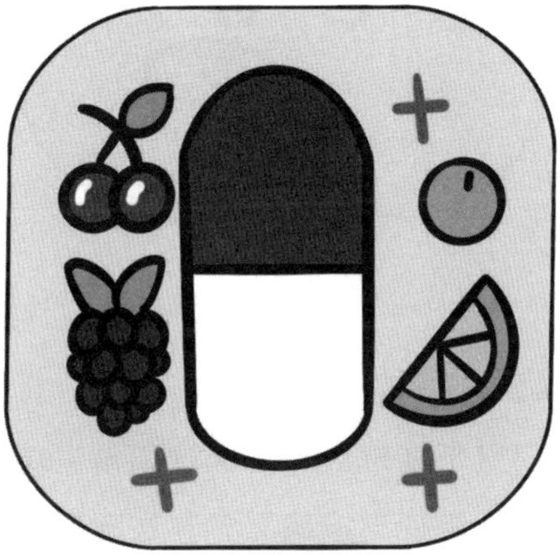

維生素缺乏

必需脂肪酸——比如 ω-3 和 ω-6 對於細胞膜的正常功能至關重要。細胞膜是細胞的屏障，負責調控物質的進出以及保護細胞內部結構。當缺乏這些脂肪酸時，細胞膜的流動性和完整性受到影響，細胞對外界壓力和損傷的抵抗力下降，細胞功能可能會嚴重受損。ω-3 脂肪酸缺乏就與炎症反應增強、免疫功能受損以及神經系統退行性疾病的風險增加有關。

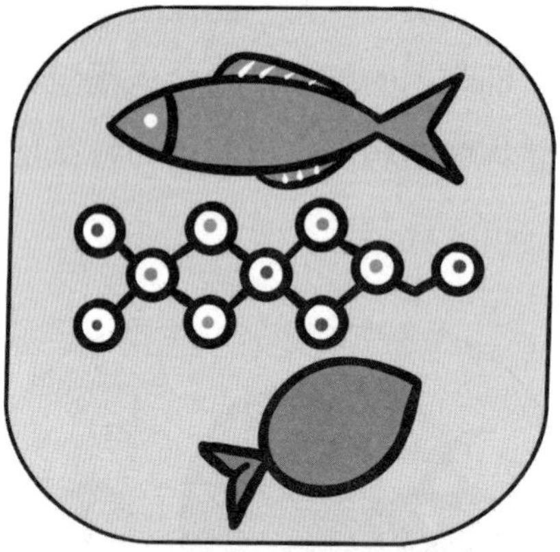

脂肪酸缺乏

蛋白質則是細胞結構和功能的基礎，當蛋白質攝入不足時，細胞無法合成足夠的蛋白質來維持自身的修復和再生功能。蛋白質能量營養不良是一種常見的營養缺乏疾病，尤其在發育中的兒童中嚴重。缺乏蛋白質會導致細胞的修復和再生能力下降，免疫力下降，肌肉組織萎縮，甚至影響神經系統的發育和功能。

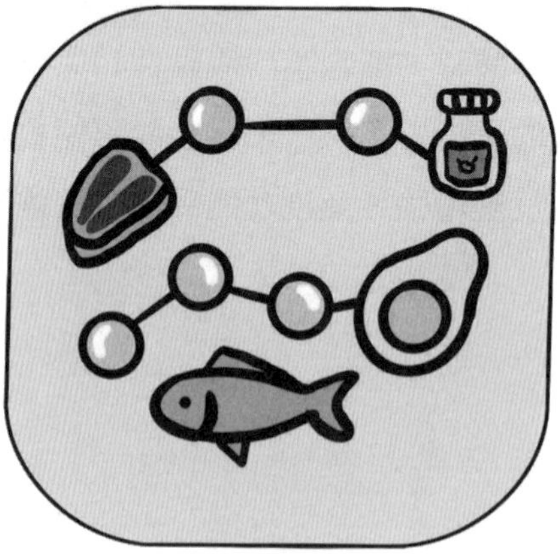

蛋白質缺乏

營養過剩與代謝紊亂

相對於營養缺乏，過度營養攝入或不均衡的高熱量、高脂肪、高糖飲食同樣會導致細胞損傷，尤其是代謝紊亂。現代生活方式中，過量的脂肪和糖類攝入已成為導致多種代謝性疾病的主要因素，如脂肪肝、肥胖和第 2 型糖尿病等。

高糖飲食是導致第 2 型糖尿病的主要風險因素之一。長期過量的糖攝入會導致胰島素抗性，細胞對胰島素的反應減弱，無法有效利用血液中的葡萄糖。這種狀態下，細胞無法正常獲取能量，代謝功能紊亂，血糖水準持續升高，最終發展為第 2 型糖尿病。

糖尿病不僅影響血糖控制，還會對細胞造成廣泛損害。高血糖狀態會增加體內氧化應激，生成大量的活性氧（ROS），這些有害分子會破壞細胞的 DNA、蛋白質和脂質，導致細胞功能受損。糖尿病患者中，神經、血管和腎臟等高代謝器官受損尤為嚴重，最終可能導致失明、腎功能衰竭和神經病變等嚴重併發症。

此外，過度營養攝入，尤其是高脂肪、高糖飲食，還會增加體內的慢性炎症反應。因為脂肪細胞在肥胖狀態下會分泌多種促炎細胞激素，這些炎症因子會導致全身範圍內的慢性低度炎症，損害細胞功能並加速細胞老化。實際上，肥胖引發的炎症反應就與心血管疾病的發生密切相關，脂肪堆積不僅會堵塞動脈，還會透過炎症反應損害血管內壁細胞，增加動脈粥樣硬化的風險。

調整飲食很重要

不論是營養缺乏還是營養過剩，都會對細胞功能產生負面影響，最終導致細胞損傷和疾病。營養缺乏使得細胞無法獲得維持正常功能和修復的物質，代謝功能紊亂，細胞易受損；而過度營養則透過代謝紊亂、脂肪變性和炎症反應損害細胞，導致組織結構的改變和疾病的發生。

在應對營養失衡時，調整飲食結構和改善生活方式是關鍵。透過均衡攝入蛋白質、碳水化合物、脂肪、維生素和礦物質，可以為細胞提供必需的營養物質，維持其正常代謝功能；避免過度攝入高糖、高脂肪食物，能夠減少代謝負擔，防止脂肪變性和慢性炎症的發生。

3.11 細胞的自我修復術

面對損傷，細胞並不是束手無策的。它們擁有一系列複雜的修復和適應機制，透過這些機制，細胞能夠在一定程度上抵禦外界的壓力和傷害，恢復正常功能，甚至增強對未來損傷的抵抗力。這些機制不僅維持了細胞的生存，也確保了整個機體的健康運轉。

修復機制：維護細胞健康的基礎

細胞在面對外部傷害時會首先啟動修復機制，這些機制的核心目標是修復受損的DNA、清除受損的胞器和蛋白質，並中和自由基對細胞的損害。

DNA 修復：守護基因的安全

首先，細胞中的 DNA 是一切遺傳資訊的載體，但它非常容易受到外界因素的損傷，如輻射、化學毒素和自由基。為了保護基因完整性並防止突變或癌症的發生，細胞內發展出了一系列運作效率極高的 DNA 修復機制。

比如切除修復，這種修復方式主要針對由於紫外線或其他化學損傷引起的 DNA 損傷。細胞能夠識別 DNA 中的損傷區域，將其切除，並透過 DNA 聚合酶填補正確的鹼基序列。這種修復方式在修正 UV 光暴露引起的皮膚細胞損傷中發揮關鍵作用。此外，還有同源重組修復——當 DNA 雙鏈斷裂時，同源重組修復能利用一個未受損的 DNA 片段作為範本進行精確修復。這種方式不僅可以修復複雜的 DNA 損傷，還能有效避免突變的發生，特別是在細胞分裂過程中至關重要。

自噬作用：細胞的內部清潔系統

除了 DNA 修復外，細胞還具有自噬能力，自噬是細胞清除受損或不需要的胞器、蛋白質等內容物的自我降解過程。這一過程不僅幫助細胞清除有害物質，還能夠透過回收再利用這些成分，生成新的物質和能量，維持細胞的正常運作。

自噬過程類似於細胞的「回收站」，透過將受損的胞器（如受損的粒線體）包裹在雙層膜內，形成自噬體，並運送到溶酶體中進行降解。自噬對維持細胞內的平衡至關重要，尤其是在細胞面臨缺氧、營養缺乏或其他應激狀態時，自噬可以透過回收內部資源為細胞提供能量和物質支援。如果自噬過程受到抑制，受損的胞器和廢物會在細胞內累積，可能導致細胞功能障礙甚至死亡。

抗氧化反應：對抗自由基的武器

自由基是細胞代謝過程中產生的有害分子，能夠攻擊細胞的DNA、蛋白質和脂質，導致氧化應激。為抵禦自由基的損害，細胞擁有一套複雜的抗氧化反應系統，其中重要的一環是增加抗氧化劑的合成，比如麩胱甘肽。

麩胱甘肽等抗氧化劑能夠中和自由基，防止它們繼續攻擊細胞結構。其他抗氧化酶如超氧化物歧化酶（SOD）、過氧化氫酶（CAT）等也參與這一過程，透過分解活性氧來降低其對細胞的傷害。如果抗氧化系統無法有效對抗自由基的累積，細胞內的氧化應激將加劇，最終可能導致細胞死亡、衰老或癌變。

適應機制：細胞的「自我調節」

除了修復機制，細胞還能夠透過適應性改變來應對持續的壓力或損傷。這種適應通常表現為細胞形態或功能的改變，以便在新的環境或壓力下維持正常運作。

肥大：增大體積以應對壓力

肥大是細胞透過增大體積來適應增加的工作負荷或壓力的一種反應。比如，心臟在面對長期的高血壓或運動壓力時，心肌細胞會發生肥大。透過增加體積，心肌細胞能夠產生更大的力量來維持血液的正常迴圈。這種肥大在短期內是有益的，它增強了細胞應對高負荷的能力。然而，長期的過度肥大可能導致細胞的代謝負擔加重，功能逐漸衰退，最終發展為病理性肥大，比如心臟肥大，這是一種常見於高血壓患者的心臟疾病。

增生：透過增加數量應對需求

增生是指細胞透過增加數量來應對外界壓力或損傷的一種適應機制。比如，在肝臟受到部分切除或損傷時，剩餘的肝細胞會進行增生，快速分裂以補償失去的細胞，從而恢復肝臟的功能。這種現象在肝臟中尤為顯著，因為肝臟具有較強的再生能力。增生機制在皮膚、骨髓和其他再生能力強的組織中也常見。然而，增生也有病理性的一面。比如，荷爾蒙失衡可能導致前列腺增生，造成尿道狹窄和排尿困難。

變性和化生：細胞形態的改變

變性和化生是細胞應對長期刺激時所做出的結構和功能上的改變。細胞透過改變形態和結構來適應持續的壓力或損傷。比如，長期抽菸者的氣管上皮細胞可能會發生化生，即從原本的纖毛柱狀上皮細胞轉變為更能抵禦煙霧毒素的鱗狀上皮細胞。這種變化是對外界長期刺激的一種保護機制，能使細胞更好地適應環境。

然而，化生有時會導致細胞失去原有的功能，甚至增加惡性腫瘤的風險。比如，抽菸者的化生細胞雖然能夠抵禦菸草中的有害物質，但這些細胞也更容易發生癌變，進而導致肺癌。

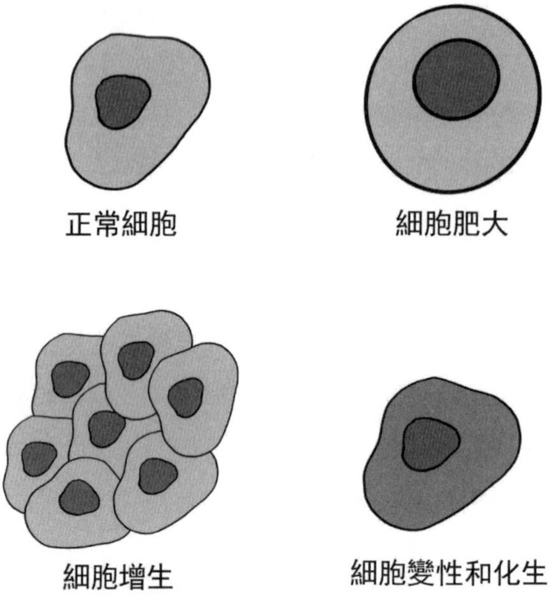

3.12 癌症的本質：細胞的失控

癌症的本質，就是細胞的失控生長。

正常情況下，細胞會根據身體的需求分裂和增殖。細胞週期分為多個階段，從細胞生長到 DNA 複製，再到分裂，整個過程受到細胞週期檢查點的嚴格監控。如果 DNA 損傷無法修復，細胞週期就會停止，防止有缺陷的細胞繼續分裂。

如果細胞受到嚴重的損傷，特別是 DNA 受損無法修復，細胞則會啟動自毀程式。這種自發的細胞死亡是保持身體健康、清除受損或老化細胞的重要機制。

另外，正常細胞在感受到周圍細胞的密度增加時，會停止分裂。這種現象被稱為「接觸抑制」，它能確保細胞不會無限制地增殖。

然而，癌細胞打破了這些規則，癌症的發展通常始於一個細胞發生了突變，這些突變改變了控制細胞分裂的基因，導致細胞失去調控機制。

癌細胞表現出無限制的增殖、逃避凋亡、侵入和轉移的特點。

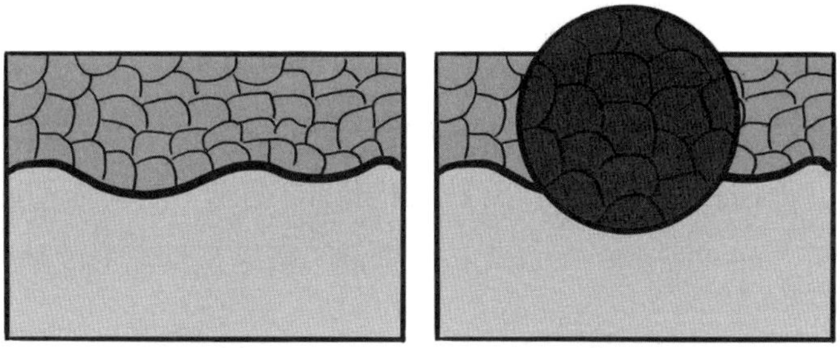

正常細胞　　癌細胞無限增殖

首先，癌細胞的分裂週期不再受到調控，它們能夠不斷分裂，形成越來越大的腫瘤團塊。與正常細胞不同，癌細胞不會受到接觸抑制的限制，哪怕周圍細胞已經密集，它們依然會繼續分裂。

其次，正常細胞在受到嚴重損傷時會觸發凋亡機制，防止受損細胞繼續增殖。但癌細胞能夠逃避這一機制，即使 DNA 嚴重受損，它們也不會自我銷毀，反而繼續分裂並傳遞損傷。

癌細胞不僅能夠在原發部位無限制增殖，它們還能夠侵入周圍的健康組織，甚至透過血液或淋巴系統擴散到身體其他部位，形成轉移性癌症。這種擴散使得癌症更加致命，因為轉移的癌細胞可能侵害多個重要器官，導致系統性功能失調。

致癌基因和抑癌基因：生長與煞車的平衡

癌症的發生與基因突變密切相關。

在調控細胞生長和分裂的過程中，存在兩類關鍵基因——致癌基因和抑癌基因，它們分別扮演著「油門」和「煞車」的角色。

致癌基因（Oncogene），是一種可誘發細胞不正常發育形成腫瘤的基因。當細胞內一般基因被開啟後，可以透過正常的方式調節而關閉，致癌基因則是會改變原來可控制開關的途徑，而使他們恆定在活化的狀態下，而使細胞的生長失控，透過不斷的生長而形成腫瘤。

致癌基因的前身是叫做原致癌基因（Proto-oncogene），原本主要的功能是幫助細胞正常的生長，一般的情況下，只會在細胞有需要的時候，這群基因才會被活化而執行功能，若原致癌基因發生突變時，就會使原致癌基因轉變成致癌基因，使細胞的生長不受控制，最終造成癌症。

抑癌基因（Tumor suppressor），相對而言，有致癌基因就有抑癌基因。抑癌基因負責調控或監控細胞生長、進行基因修復或啟動細胞死亡的機制，抑癌基因透過監控細胞中的基因是否到物理或化學性的傷害而導致基因序列產生改變，而啟動基因修復的功能，若該基因得以修復，則可使細胞能夠維持正常的生理機能，若無法修復該基因，抑癌基因才會啟動細胞死亡的機制，因此，當抑癌基因序列產收變異時（例如：突變），則無法執行原有的功能，最終也會導致癌症的產生。

致癌基因是正常情況下促進細胞生長和分裂的基因，它們通常以原癌基因的形式存在。當細胞需要修復損傷或需要生長時，原癌基因會透過調控信號傳導路徑，啟動細胞分裂。然而，當這些基因發生突變時，它們可能會變得過度活躍，導致細胞過度增殖，形成腫瘤。

RAS 基因就是一個典型的致癌基因，它在正常情況下調控細胞的增殖和分裂。然而，當 RAS 基因突變時，它會持續發送信號，促使細胞不斷分裂，即使外部不再需要。這種不受控制的生長會導致腫瘤的形成，並促進癌症的發展。

與致癌基因相對，抑癌基因在正常細胞中起到「煞車」的作用，防止細胞過度生長和分裂。當細胞的 DNA 受損或出現其他異常時，抑癌基因會阻止細胞分裂，確保細胞在修復或凋亡（程式性細胞死亡）前不再繼續增殖。

最著名的抑癌基因之一是 TP53 基因。TP53 被稱為「基因組的守護者」，因為它在檢測 DNA 損傷、啟動修復機制以及控制細胞凋亡方面起著關鍵作用。然而，當 TP53 基因發生突變時，細胞失去了這種關鍵的監控功能，受損的細胞可能繼續分裂和增殖，增加癌症發生的風險。

環境因子引發的基因突變

除了基因自身的突變外，許多外部環境因子也會引發基因突變，增加癌症的發生風險。這些因素包括輻射、化學物質和感染等，它們直接或間接地破壞細胞中的 DNA 結構，導致細胞失去正常的分裂調控。

輻射是導致 DNA 突變的常見外部因素。紫外線、X 射線等電離輻射會直接損傷細胞中的 DNA 分子，使其斷裂或發生鹼基錯配。這些 DNA 損傷可能會觸發錯誤的基因表達，導致細胞異常分裂，形成腫瘤。紫外線暴露是皮膚癌（尤其是黑色素瘤）的主要誘因，而 X 射線和放射性物質的暴露則與白血病、甲狀腺癌等癌症的發生有關。

化學致癌物也是基因突變的重要來源。比如，香菸煙霧中含有數百種致癌化合物，這些化學物質會直接損傷肺部和呼吸道中的細胞 DNA，導致基因突變。長期抽菸者更容易發生肺癌、口腔癌、喉癌等多種癌症。

同樣，空氣污染、職業暴露於有害化學品等都會增加癌症的風險。某些化學品如苯、石棉和多環芳烴等物質，會直接攻擊細胞的遺傳物質，促使癌變。

一些病毒和細菌感染也與癌症密切相關。人類乳突病毒（HPV）是最典型的例子，它會引發子宮頸癌、肛門癌和部分口咽癌。HPV 病毒透過引入其遺傳物質，干擾宿主細胞的基因調控，特別是抑癌基因的功能，導致細胞失控生長。

其他與癌症相關的病毒還包括 B 型肝炎病毒（HBV）和 C 型肝炎病毒（HCV），它們與肝癌密切相關。某些細菌感染（如幽門螺旋桿菌）也與胃癌的發生有關。

癌症會遺傳嗎？

在一些情況下，癌症確實是會「遺傳」的。有些人天生攜帶著遺傳性基因突變，這使他們更容易患上某些特定類型的癌症——遺傳性基因突變是透過遺傳從父母傳給後代的，這意謂著某些癌症在家族中具有較高的發病率，形成所謂的「癌症家族史」。

BRCA1 和 BRCA2 基因是與乳腺癌和卵巢癌密切相關的兩個抑癌基因。在正常情況下，BRCA 基因透過修復受損的 DNA，幫助保持細胞基因組的穩定性，防止 DNA 突變的積累。DNA 在日常代謝、複製和外部損傷（如輻射、化學物質）中都會受到損傷，而 BRCA 基因負責修復這些損傷，確保細胞在分裂時不會攜帶有缺陷的 DNA。

然而，當 BRCA1 或 BRCA2 基因發生突變時，DNA 修復功能失效，導致細胞內的突變累積。隨著時間的推移，這種突變的積累會增加癌變的風險，最終導致細胞失控生長，形成惡性腫瘤。

攜帶 BRCA1 或 BRCA2 突變的女性一生中患乳腺癌的風險大約為 50%-85%，而普通女性的風險約為 12%。此外，攜帶這些突變的女性患卵巢癌的風險也顯著增加，尤其是 BRCA1 突變攜帶者，卵巢癌的風險可達 40%-60%。

除了乳腺癌和卵巢癌，BRCA 基因突變還與男性乳腺癌、胰臟癌和前列腺癌有關。雖然男性攜帶 BRCA 基因突變的比例較低，但他們同樣面臨一定的癌症風險，特別是在胰臟癌和前列腺癌的發病上，突變的影響更為顯著。

由於 BRCA 基因突變與癌症風險密切相關，具有家族遺傳風險的人通常會選擇進行基因檢測。基因檢測能夠幫助確定個體是否攜帶 BRCA1 或 BRCA2 的突變，如果檢測結果為陽性，高風險人群可以採取一系列早期干預措施，包括定期篩檢或者是預防性手術。

3.13 癌症是如何發展的？

癌症的形成是一個複雜且漸進的過程，並非一夜之間發生。

通常的情況下，癌症的發展要經歷多個階段，從基因突變開始，結果就是細胞可能變得不受控制，開始持續分裂。這種初始突變雖然未必立即引發癌症，但它為後續突變和癌變創造了條件。

在初始突變之後，細胞進入克隆性擴展階段。突變的細胞透過不斷分裂，產生後代細胞，這些後代細胞可能會繼續積累新的突變。這一過程稱為克隆擴展，因為所有這些細胞都源自最初的突變細胞，帶有相同或類似的遺傳改變。

在克隆性擴展過程中，隨著突變細胞數量的增加，新的突變可能會進一步增強細胞的生長速度或幫助它們逃避免疫系統的監控。

比如，突變可能影響細胞的 DNA 修復機制，使細胞不再能修復錯誤，導致更多的基因損傷。此時，細胞逐漸變得更加「惡性」，它們的生長不再受到控制。這種不斷積累突變和快速增殖的特性使得細胞逐漸失去對細胞週期的調控，形成越來越大的細胞群體。

當突變細胞累積到一定數量後，它們會聚集在一起，形成一個腫瘤團塊。腫瘤可以分為良性和惡性兩種類型。

良性腫瘤的細胞雖然在局部區域異常生長，但它們並不具有侵襲性，通常不會擴散到身體的其他部位。這些腫瘤有明確的邊界，細胞增殖速度相對較慢，不會侵入周圍的健康組織。許多良性腫瘤在外科手術切除後不會復發，它們對患者的健康危害較小。

與良性腫瘤不同，惡性腫瘤的細胞具有高度侵襲性，它們不僅在局部生長迅速，還能夠突破原發部位的邊界，侵入周圍組織。這些腫瘤細胞的分裂速度快，且形態結構異常，具有更強的生存和增殖能力。

惡性腫瘤一旦形成，癌細胞會改變細胞膜和基底膜的結構，使其能夠透過血管或淋巴管侵入周圍組織。這個過程通常是癌症擴散的開始。

癌症最危險的特性之一是侵襲性和轉移能力。惡性腫瘤細胞不僅能夠侵入鄰近的健康組織，還能夠透過血液或淋巴系統在全身擴散。這一過程稱為癌症轉移。

癌細胞透過基底膜進入周圍組織的過程稱為侵襲。在這一階段，癌細胞會破壞細胞外基質，利用特定的酶（如基質金屬蛋白酶）打破正常細胞之間的連接，穿透基底膜進入鄰近的健康組織。一旦癌細胞成功突破了原發腫瘤的邊界，它們會開始擴散。

癌細胞透過血液或淋巴系統擴散到其他器官的過程被稱為轉移。癌細胞可以進入血管或淋巴管，隨著血液或淋巴液的流動傳播到身體的遠端部位，例如肝臟、肺、骨骼或大腦。一旦到達這些部位，癌細胞可以在新的環境中繼續增殖，形成新的腫瘤，這就是轉移性癌症。

轉移的癌細胞比原發腫瘤更難治療，因為它們可能在多個器官中同時存在，破壞身體的關鍵功能，最終導致系統性功能衰竭。癌症轉移是大多數癌症死亡的主要原因。

可以看到，癌症的發展並不是一個簡單、線性的過程。每個階段的進展都受到多種因素的影響，包括基因突變的累積、免疫系統的反應、腫瘤微環境以及患者的生活方式和環境因子等。

不受控的細胞生長之謎

癌症的進展是一個複雜且多因素作用的過程，不僅僅取決於基因突變，還受到周圍環境和免疫系統的影響。

腫瘤微環境是指腫瘤周圍的組織和細胞，包括血管、免疫細胞、成纖維細胞、基質細胞等。腫瘤並非孤立存在，而是與其微環境中的正常細胞不斷進行複雜的相互作用。腫瘤微環境不僅影響癌細胞的生長，還可以幫助癌細胞逃避免疫系統的攻擊，促進其侵襲和轉移。

具體來看，腫瘤微環境中的血管生成是癌症進展的重要環節。隨著腫瘤的增大，它需要更多的營養和氧氣來維持生長，新的血管透過血管生成因子（比如 VEGF）的刺激被腫瘤「招募」，為腫瘤提供營養。這一過程不僅支援腫瘤的快速生長，還為癌細胞擴散提供了路徑，允許它們通過血液系統轉移到其他器官。

腫瘤微環境中的成纖維細胞和基質細胞也在癌症進展中發揮重要作用。成纖維細胞會透過分泌特定的蛋白質和因子，改變細胞外基質的結構，為癌細胞的侵襲提供支援。癌細胞會利用這些細胞所分泌的蛋白質降解基底膜，打破正常細胞間的屏障，擴展到周圍組織。

腫瘤微環境還包含免疫細胞，理論上這些細胞可以識別並殺死癌細胞。然而，腫瘤細胞能夠透過分泌某些免疫抑制因子或改變免疫環境，抑制免疫細胞的攻擊能力。腫瘤透過與免疫細胞的相互作用，促進了自身的免疫逃逸。

此外，正常情況下，免疫系統能夠識別並消滅體內出現的異常細胞（如癌細胞），從而保護機體免受癌症的威脅。然而，癌細胞進化出了多種機制，使它們能夠逃避免疫系統的監控，繼續增殖和擴散。

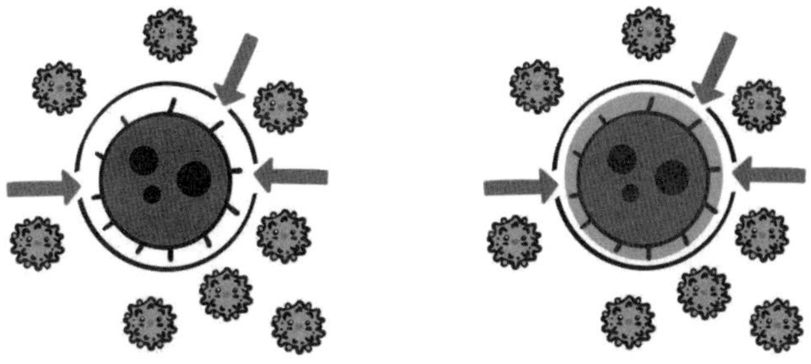

免疫系統攻擊癌細胞　　癌細胞躲避免疫系統

比如，癌細胞可以透過分泌特定的免疫抑制因子（如 TGF-β 和 IL-10）或表達抑制性分子（如 PD-L1），直接抑制免疫細胞的活性。這些抑制因子使免疫系統中的 T 細胞或自然殺傷細胞（NK 細胞）失去對癌細胞的攻擊能力，使得癌細胞可以在不受干擾的情況下繼續生長。

癌細胞還可以透過減少或改變其表面的抗原表達，使免疫細胞難以識別它們。通常，正常細胞表面有特定的抗原分子，可以被免疫系統識別為「自體」或「異體」。而癌細胞透過減少這些抗原分子的表達，避免免疫系統將它們識別為異常細胞，進而逃脫免疫攻擊。

Note

4

CHAPTER

入侵的病原體

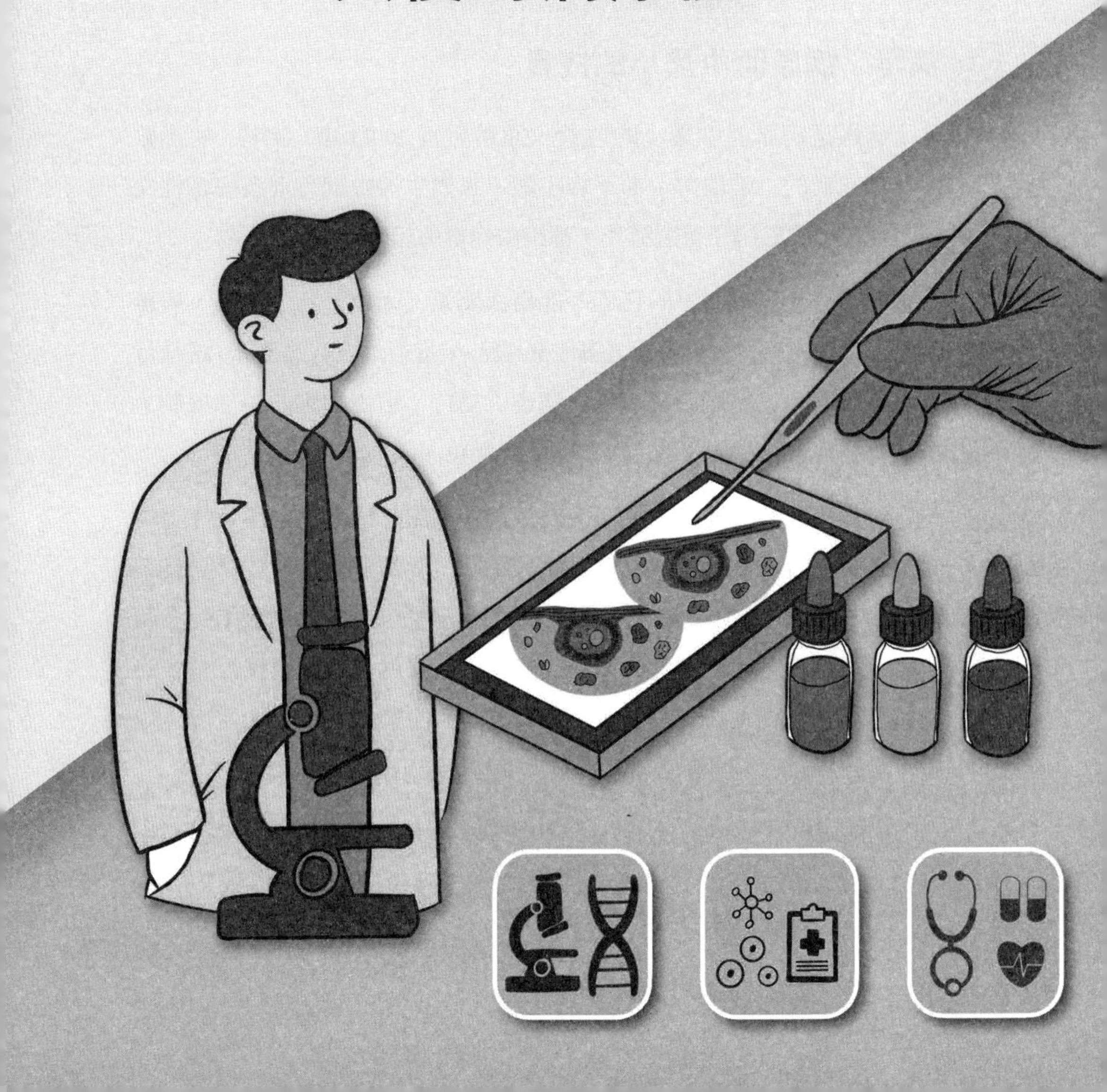

4.1 無處不在的病原體

病原體是能夠引發疾病的微生物，它們無處不在，無論是空氣、食物、水，還是我們日常接觸的各種表面，都潛伏著這些「看不見的敵人」。病原體包括病毒、細菌、真菌和寄生蟲，它們透過多種方式進入人體，進而引發各種健康問題。

病毒：病原體中最小的成員

病毒是病原體中最小的成員，通常只有 20 到 200 奈米，病毒雖小，但它們的「破壞力」卻不容小覷。我們生活中就有很多病毒性疾病，流感、愛滋病和新冠肺炎，都是由病毒引起的。

病毒有一個特性——它們不能自我繁殖。因此，為了複製，病毒必須侵入宿主細胞，利用宿主細胞的資源來進行「自我複製」。這種行為就像駭客入侵電腦系統一樣，病毒「劫持」宿主細胞的內部機制，強迫細胞為它製造出成千上萬的新病毒顆粒。

病毒的繁殖速度非常驚人，一旦進入人體，病毒就會鎖定特定的細胞，比如流感病毒會攻擊呼吸道的細胞，愛滋病病毒會攻擊免疫系統中的 T 細胞。於是，宿主細胞變成了「病毒工廠」，不斷製造更多的病毒，直到細胞不堪重負而破裂，這時，病毒就會擴散並侵入更多的細胞。這個過程往往非常快，當我們感受到身體不適，比如發燒、咳嗽、全身無力時，病毒已經完成了大量的複製工作。

病毒進入人體的方式五花八門。流感病毒和新冠病毒通常透過呼吸道進入人體，它們透過空氣中的飛沫傳播。當你吸入這些帶有病毒的飛沫，病毒就有機會進入呼吸道並侵入細胞。而像愛滋病病毒（HIV）這樣的病毒，它們通常透過血液或性接觸進入人體。比如，共用注射器或者沒有採取防護措施的性接觸，都可能導致病毒傳播。一旦病毒進入體內，它們會迅速尋找宿主細胞，開始複製。

細菌：獨立繁殖的微生物

細菌比病毒大得多，細菌是獨立繁殖的微生物，通常在 1 至 3 微米左右。與需要依賴宿主細胞繁殖的病毒不同，細菌是獨立的單細胞生物，具備自我繁殖的能力。它們就像小小的「工廠」，只要條件適合，它們就能源源不斷地製造出自己的「分身」。

細菌的種類繁多，它們不僅僅是地球上最古老的生命形式之一，還在地球的各個角落生存。它們存在於空氣、土壤、水中，甚至生活在我們的身體表面。大部分細菌與我們和平共處，有些甚至幫助我們維持健康，你可能聽說過「益生菌」，這類細菌對我們的身體非常有幫助。腸道中的一些益生菌不僅幫助我們消化食物，還參與了維持免疫系統的平衡。這就是為什麼有些優酪乳和保健品中含有益生菌，它們可以幫助我們保持消化道的健康。

當然，並非所有細菌都是有益的，有些細菌會引發嚴重的疾病。肺炎鏈球菌就會導致肺炎，嚴重時還會引發敗血症。還有一種常見的致病菌是沙門氏菌，它是食物中毒的罪魁禍首。如果我們食用了未煮熟的肉類或被沙門氏菌污染的食物，這些細菌會進入我們的消化系統，引發嘔吐、腹瀉等症狀。

細菌進入人體的方式多種多樣。食物中毒就是一種常見的情況，即細菌透過未煮熟的食物進入消化系統。比如，未充分烹飪的雞肉可能帶有沙門氏菌，食用後會導致胃腸道感染。

除了透過食物，細菌也可以透過皮膚上的傷口進入身體。皮膚本來是我們身體的第一道防線，阻擋外界的細菌。但如果皮膚有傷口或破損，細菌就有機會「趁虛而入」，引發感染。常見的皮膚細菌感染如金黃色葡萄球菌，它們可以透過傷口進入體內，引發局部感染，嚴重時甚至會進入血液引發更嚴重的疾病。

真菌：透過孢子來傳播

真菌廣泛存在於空氣、土壤和水中，雖然大多數真菌對人類無害，甚至對生態系統有重要作用，但一些真菌卻會引發各種健康問題。

在真菌的世界中，最常見的傳播方式是透過孢子。這些孢子是微小的「種子」，它們漂浮在空氣中，等待機會進入適合的生長環境。如果你曾看到牆壁上長出的黴斑，那其實就是黴菌在釋放孢子。

當這些孢子被吸入或者透過皮膚接觸進入人體後，可能就會產生疾病。特別是在潮濕環境中，真菌孢子更容易擴散。如果我們的免疫系統健康，通常不會有大問題，因為身體會很快消滅它們。但對於免疫力低下的人來說，真菌感染可能引發嚴重的健康問題。

真菌孢子吸入人體後，最常見的感染部位是肺部。在正常情況下，呼吸道的防禦機制會阻止大多數有害微生物的入侵，但真菌孢子如果大量進入，特別是對於那些免疫力較弱的人群，肺部感染的風險就會顯著增加。

比如，黴菌孢子可以引發一種稱為曲黴菌病的肺部感染。這種病在免疫功能正常的人群中不常見，但在免疫力低下的患者（如愛滋病患者或接受過器官移植的人）中，真菌感染可能導致嚴重的肺部問題。如果不及時治療，感染可能擴散到身體的其他部位。

此外，腳氣（足癬）也是最常見的皮膚真菌感染之一。它通常透過接觸受污染的公共場所表面，比如游泳池邊、健身房的淋浴間或更衣室的地面而傳播。

當你赤腳踩在這些地方時，真菌孢子可能會附著在你的皮膚上，尤其是腳趾縫之間的潮濕環境非常適合真菌生長。腳氣會引發皮膚瘙癢、紅腫、起皮等症狀，如果不及時治療，還可能進一步擴散到腳趾甲甚至其他部位。

寄生蟲：依賴宿主的「乘客」

寄生蟲是病原體中的「搭便車者」，它們依賴宿主的營養或破壞宿主的組織來生存，最終導致疾病。寄生蟲並不自己動手創造能量，而是透過「寄生」在其他生物體內，偷偷吸取宿主的養分。

寄生蟲的種類很多，包括原生動物、蠕蟲，甚至蝨子、跳蚤等外部寄生蟲。

原生動物是微小的單細胞寄生蟲，往往透過水或食物進入人體。它們在宿主體內不斷繁殖，比如引發瘧疾的瘧原蟲就是一種代表性的單細胞寄生蟲。

瘧原蟲透過蚊子的叮咬進入人體，病引發瘧疾，感染瘧疾後，人體會出現週期性發燒、寒戰、貧血等症狀。這是因為瘧原蟲侵入紅血球後，破壞紅血球的正常功能，進而影響全身。瘧疾的傳播途徑十分特殊，主要依靠蚊子作為「媒介」。當攜帶寄生蟲的蚊子叮咬人體時，寄生蟲進入血液，迅速繁殖並攻擊紅血球。由於蚊子生活在溫暖潮濕的地區，瘧疾在熱帶和亞熱帶地區尤其猖獗。

蠕蟲則是多細胞的寄生蟲，種類繁多，包括蛔蟲、條蟲等。

蛔蟲是一種常見的腸道寄生蟲，主要透過攝入被污染的食物或水進入人體。一旦進入腸道，蛔蟲會在體內落腳繁殖，吸取宿主的營養。蛔蟲感染最常見的症狀是消化不良、腹痛和體重減輕，尤其對兒童的生長發育影響更大。當寄生蟲大量繁殖時，腸道內的空間和營養被佔據，導致宿主的健康狀況急劇下降。這些蟲子甚至會「遊走」到其他器官，引發更嚴重的併發症。

條蟲可能在體內長到幾公尺長，聽起來令人毛骨悚然。

而蝨子、跳蚤等外部寄生蟲會寄生在皮膚表面，透過吸食血液生存。雖然這些寄生蟲不會像蠕蟲那樣進入體內，但它們同樣會導致健康問題，像蝨子引發的頭蝨感染，會導致嚴重的搔癢和皮膚刺激。

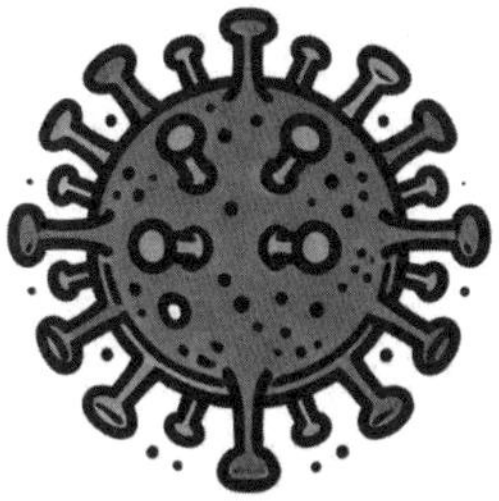

病毒

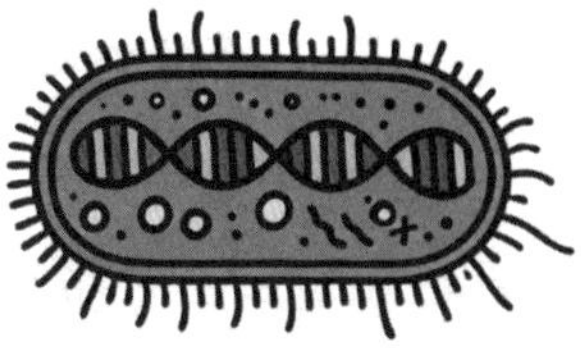

細菌

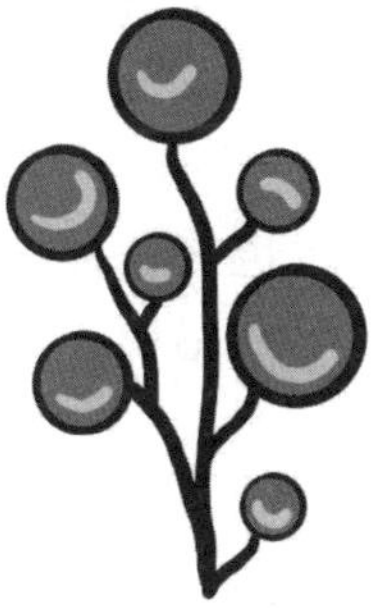

真菌

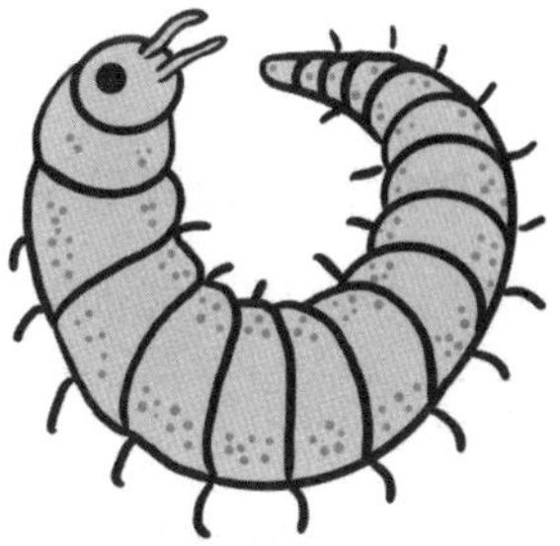

寄生蟲

4.2 抵禦病原體的人體防線

為了抵禦病原體的侵害，人體也發展出了自己的防線，那就是我們的免疫系統。

免疫系統主要依賴三道防線來保護人體免受病原體的侵害。

第一道防線是物理和化學屏障，它們包括皮膚、黏膜、胃酸、淚液和其他體液。皮膚是外部世界進入人體的最重要的屏障之一，它不僅透過死皮細胞的脫落將附著的病原體排出體外，還透過低 pH 值和油脂分泌物抑制病原體的生長。然而，如果皮膚受損——被劃傷或割傷，皮膚的防護能力就會減弱，這時病原體就有機會透過傷口「入侵」。

另一重要屏障是覆蓋在我們身體內部、但暴露在外界環境中的黏膜。它們存在於呼吸道、消化道和生殖道等區域。黏膜分泌的黏液能夠捕獲病原體，就像一層黏性網，讓這些入侵者無處可逃。比如，呼吸道的纖毛會將被黏液捕獲的病原體向外推送，透過咳嗽或吞嚥將它們排出體外。

此外，我們的體液如胃酸、淚液和口水也在發揮重要作用。胃酸的高酸性環境對多數病原體而言是致命的，而眼淚和唾液中含有溶菌酶，可以直接殺死細菌。

如果病原體設法突破了第一層防線，別擔心，我們的身體還有第二道防線——先天免疫系統。這一道防線由一群「巡邏兵」組成，它們時刻在體內巡邏，隨時準備迎戰。

先天免疫系統的主力是吞噬細胞，包括巨噬細胞和嗜中性球。這些細胞能夠識別並吞噬入侵的病原體，透過「吞噬作用」將其消滅。這是一個快速反應的過程，能在病原體進入體內後的數小時內啟動，減少它們的擴散和危害。

除了吞噬細胞，人體還有一種叫做補體系統（complement system）的防禦機制。補體系統就像是免疫系統的「標記工具」，它能夠在病原體表面打上「標籤」，讓免疫細胞更容易識別並攻擊這些入侵者。

如果病原體頑強地突破了先天免疫系統的防線，人體的「王牌部隊」就會上場——適應性免疫系統。這部分免疫系統比先天免疫更加精準，專門針對特定的病原體發起攻擊。

適應性免疫的關鍵力量是 T 細胞和 B 細胞。T 細胞就像是戰場上的指揮官，它們能夠識別並摧毀已經感染了病原體的細胞；B 細胞則負責生產抗體。抗體就像是「定向導彈」，專門鎖定特定病原體，並與它們結合。抗體不僅能夠直接中和病原體，還會將它們標記出來，方便其他免疫細胞識別並摧毀。

而更神奇的是，適應性免疫系統具有「記憶功能」。T 細胞和 B 細胞在消滅病原體後，會將這次戰鬥的「敵人特徵」記在心中。如果同一種病原體再次入侵，免疫系統就能快速識別並消滅它們。這也是為什麼我們有些疾病得過一次就不會再得的原因，比如水痘。

人體的免疫系統就像一座層層設防的堡壘，由物理屏障、先天免疫和適應性免疫三道防線構成。皮膚和黏膜等物理屏障是第一道防線，守護著外界病原體的入侵。若病原體設法突破了這層防線，先天免疫系統的吞噬細胞和補體系統會迅速作出反應，捕捉並消滅入侵者。而作為最後的防線，適應性免疫系統則以 T 細胞、B 細胞為主力，精準地識別並摧毀病原體，並為未來的入侵做好準備。透過這三道防線的共同努力，我們的身體能夠有效抵禦病原體的侵害，保持健康。

屏障防禦		
地點	具體辯護	保護方面
皮膚	表皮表面	表面角質化細胞、朗格漢斯細胞
汗水 / 分泌物	汗腺、皮脂腺	低 HP 值，清洗作用
口腔	唾液腺	溶酶菌
胃	胃腸道	低 HP 值
黏膜表面	黏膜上皮	非角化上皮細胞
正常菌群 (非致病細菌)	黏膜組織	防止病原體在粘膜表面生長

4.3 疫苗：強有力的免疫「；武器」

面對病原體的威脅，人類還發明了專門對抗病原體的技術，那就是疫苗。疫苗的本質，就是透過模擬一次「假裝感染」，來訓練我們的免疫系統，使身體能夠識別並記住特定的病原體。當人體再次遇到這種病原體時，免疫系統可以迅速做出反應，防止感染或減輕症狀。

疫苗的關鍵在於它能夠**啟動免疫系統**，但不會讓你真正生病。疫苗通常由被削弱或不活化的病原體組成——比如病毒或者細菌，或者它們的某一部分，比如蛋白質或遺傳物質。我們把這些疫苗中的成分叫做**抗原**。抗原雖然不能讓你真正感染，但足夠引起免疫系統的注意，觸發它進入「戰鬥準備狀態」。

當你接種疫苗後，免疫系統會把疫苗中的抗原當作敵人來識別，並迅速開始製造**抗體**。抗體是由免疫細胞生成的特殊「戰鬥武器」，這些抗體能夠專門針對該病原體進行攻擊。這就像是給你的免疫系統舉行了一場「模擬戰鬥」。雖然這場戰鬥是假的，但你的免疫系統已經學會了如何應對這個特定的敵人。抗體生成後，它們就會一直在體內待命，準備在真正的病原體入侵時，立刻發起反擊。

疫苗還會啟動記憶細胞，它們會記住這個病原體的特徵。將來如果同樣的病原體再次出現，記憶細胞就會馬上提醒免疫系統：「老朋友來了，準備戰鬥！」。這樣一來，免疫系統就能快速做出反應，阻止感染，或者減輕症狀的嚴重程度。

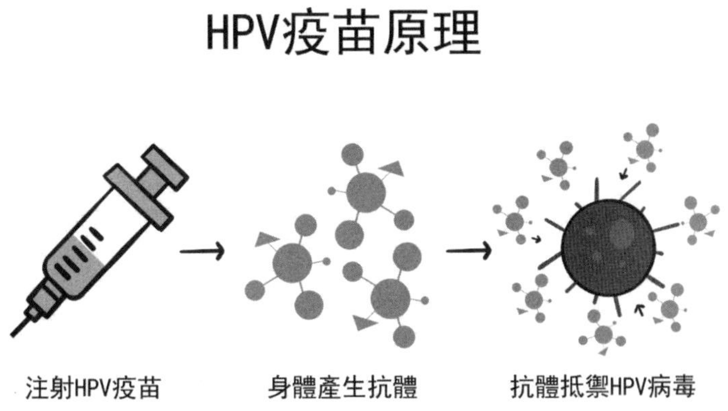

常見的疫苗類型

現在市面上的疫苗種類繁多，每種疫苗都有自己的工作原理和優勢。不活化疫苗、減毒疫苗、亞單位疫苗和 mRNA 疫苗是最常見的四種疫苗類型。

不活化疫苗是最古老、最經典的一類疫苗。顧名思義，不活化疫苗包含的是已經被「殺死」的病原體，比如病毒或細菌。這些病原體失去了引發疾病的能力，但它們的結構依然完整，足以讓免疫系統「認出」它們，並發起免疫反應。打個比方，不活化疫苗就像是在戰場上展示已經失去武器的「敵人」，雖然這些敵人已經無害，但免疫系統可以透過觀察這些「無害敵人」學會如何應對真正的威脅。

三種主要疫苗的製作思路

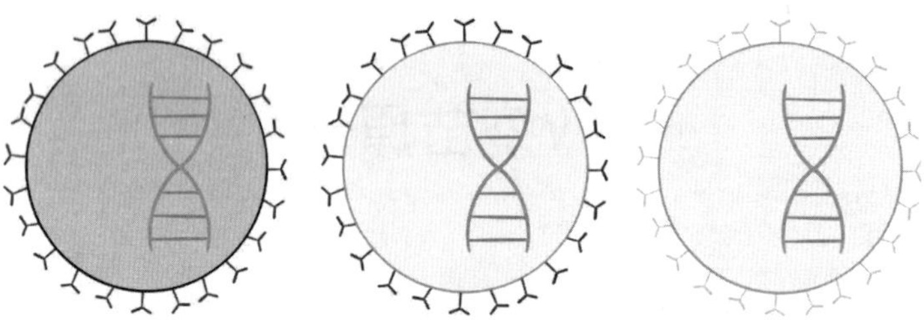

採用完整的病毒或細菌　　採用觸發免疫系統的病毒或細菌的部分　　僅僅採用遺傳材料

不活化疫苗的優勢在於它們非常安全，因為病原體已經失去活性，不可能在體內繁殖或引發疾病。不過，不活化疫苗通常需要多次接種加強，以確保免疫系統建立足夠的保護屏障。

減毒疫苗（又稱減毒活疫苗）使用的是經過處理、被「削弱」的活病原體。雖然這些病原體仍然具有活性，但它們已經無法引發嚴重的疾病。這類疫苗透過讓免疫系統對活病原體的反應來建立強大的免疫記憶。減毒疫苗就像是免疫系統進行的一場「實戰演習」，不過對手的戰鬥力已經大打折扣。

麻疹、腮腺炎和風疹疫苗（MMR 疫苗）就是典型的減毒疫苗。雖然這些疫苗中的病毒仍然是活的，但它們已經被處理得非常溫和，免疫系統可以輕鬆應對。這樣一來，免疫系統不僅能記住如何打敗這些病原體，還能在將來快速反應，防止真正的感染。

減毒疫苗的優點在於它們往往只需要接種一次或少數幾次，就能提供長期的免疫保護。然而，由於疫苗中的病原體仍然具有活性，因此減毒疫苗不適合免疫系統較弱的人群。

亞單位疫苗只使用病原體的一部分（通常是它的蛋白質）來引發免疫反應。這類疫苗的設計理念是：只給免疫系統提供「最重要的線索」，讓它識別和記住病原體的關鍵特徵，而不用讓整個病毒或細菌進入體內。

亞單位疫苗的好處在於，它們非常安全，因為只使用了病原體的一小部分，完全沒有感染的風險。例如，流感疫苗和人類乳突病毒（HPV）疫苗就是經典的亞單位疫苗。流感疫苗幫助預防每年流行的不同流感病毒株，而 HPV 疫苗則用於預防與子宮頸癌相關的 HPV 感染。

mRNA 疫苗是近年來引發廣泛關注的新型疫苗技術，尤其是在 COVID-19 大流行期間。mRNA 疫苗透過傳遞一段編碼病原體蛋白質的遺傳資訊，教導人體細胞自行生成抗原。這種抗原不會讓你生病，但會讓免疫系統以為「敵人」來了，從而啟動免疫反應。

我們可以把 mRNA 疫苗想像成是免疫系統的「培訓教材」，讓細胞自己動手製造出「假敵人」——比如 COVID-19 中的刺突蛋白。免疫系統一旦識別了這個「假敵人」，就會開始製造抗體，準備在真正的病毒來襲時快速反應。輝瑞（Pfizer）和莫德納（Moderna）疫苗就是 mRNA 疫苗的成功案例。這些疫苗透過簡單地向細胞傳遞資訊，讓它們生成病毒的刺突蛋白，從而激發免疫反應。

疫苗可以說是我們對抗疾病的最強武器之一，無論是不活化疫苗、減毒疫苗、亞單位疫苗還是 mRNA 疫苗，它們都透過各自的方式幫助免疫系統做好「戰鬥準備」。透過疫苗接種，我們能夠提前獲得對抗病原體的能力，保護自己和周圍的社區免受傳染病的侵害。

4.4 病原體是如何攻破防線的？

病原體廣泛存在於我們的環境中，包括空氣、食物、水和人類接觸的各種表面。它們可能透過不同途徑進入人體，並引發感染。

雖然我們的免疫系統時刻在保護我們免受病原體的侵害，但有時，它們仍會突破防線，引發感染和疾病。這是因為，病原體在突破免疫系統時會使用各種策略，其中，分泌酶和毒素、改變表面蛋白質、干擾宿主免疫反應是最常見的三種病原體攻擊策略。

具體來看，一些細菌會透過分泌酶來分解宿主細胞周圍的組織，這就好比給自己開了條通道，方便它們擴散到身體的其他部位。

以幽門螺旋桿菌為例，它透過分泌一種叫做尿素酶的酶來中和胃酸，讓它能夠在極端酸性的胃環境中生存。這種機制還破壞了胃壁的保護層，最終導致胃潰瘍和胃炎。此外，許多病原體還會分泌毒素，直接殺死宿主細胞或者干擾它們的功能。比如引發食物中毒的肉毒桿菌，它的毒素會麻痺肌肉神經，導致嚴重的健康問題，甚至危及生命。

此外，為了避免免疫系統的「追捕」，有些病原體會透過改變表面抗原的結構來「偽裝」自己，使得免疫系統難以識別它們。這就像是小偷換了新面具，警方難以根據舊的通緝令抓住它。流感病毒就是這麼狡猾的一個病原體。幾乎每一年，它都會變換自己表面的抗原結構，這也是為什麼每年流感疫苗都需要更新。流感病毒透過這種「變臉」技巧，讓免疫系統難以跟上它的變化，逃過識別。

有些病原體不僅擅長物理入侵，還會直接干擾宿主的免疫系統，讓免疫反應「癱瘓」。愛滋病毒（HIV）就是一個典型例子，它會感染人體的 T 細胞——這是免疫系統中的關鍵角色之一。透過摧毀這些免疫細胞，HIV 病毒削弱了人體的防禦能力，導致感染者更容易受到其他疾病的侵襲。

這種策略特別狡猾，因為它不僅讓病原體能夠在體內自由繁殖，還讓感染者更容易受到其他病原體的威脅，從而形成多重感染的局面。

一旦病原體突破了免疫系統的防線，它們就會迅速繁殖，並從局部感染擴散到全身。例如，皮膚上的傷口感染一開始可能只是局部的細菌感染，但如果沒有及時處理，細菌會透過血液擴散，導致更嚴重的系統性感染。

水痘病毒也是這樣一種「擅長擴散」的入侵者。它最初透過呼吸道進入人體，但接著迅速透過血液擴散到全身的皮膚，形成水痘的典型症狀——全身的紅疹和水皰。

病原體透過各種狡猾的策略來突破免疫系統的防線，從分泌酶和毒素來破壞組織，到改變外貌偽裝自己，甚至直接抑制免疫反應。這些「伎倆」讓它們能夠在人體內繁殖、擴散，引發局部甚至全身的感染。

4.5 什麼是傳染病？

傳染病，就是由細菌、病毒、真菌和寄生蟲引起的疾病，這些微生物還可以透過多種途徑在人與人之間傳播。

根據引發的病原體類型不同，傳染病可以分為由病毒感染、細菌感染、真菌感染和寄生蟲感染引發的傳染病。

像流感、愛滋病（HIV）、麻疹，甚至新冠肺炎（COVID-19），都是由病毒引起的，它們透過攻擊人體細胞，迅速繁殖，導致各種症狀。肺炎、結核病和尿路感染等常見的疾病則是細菌感染引起的。真菌感染引發的傳染病包括足癬（腳氣）和念珠菌症等。寄生蟲透過「寄生」在宿主體內生存，常見的寄生蟲感染包括瘧疾和蛔蟲病。

傳染病是如何傳播的？

傳染病的傳播途徑多種多樣，病原體可以透過直接或間接方式從一個人傳播到另一個人。

直接傳播是指透過人與人之間的物理接觸或透過飛沫等媒介將病原體傳遞給其他人，主要形式包括接觸傳播、飛沫傳播和母嬰傳播。

- 接觸傳播：是最常見的傳染病傳播方式之一，病原體透過皮膚接觸或體液交換傳播。性傳播疾病（如愛滋病、梅毒）就是透過直接接觸傳染的。

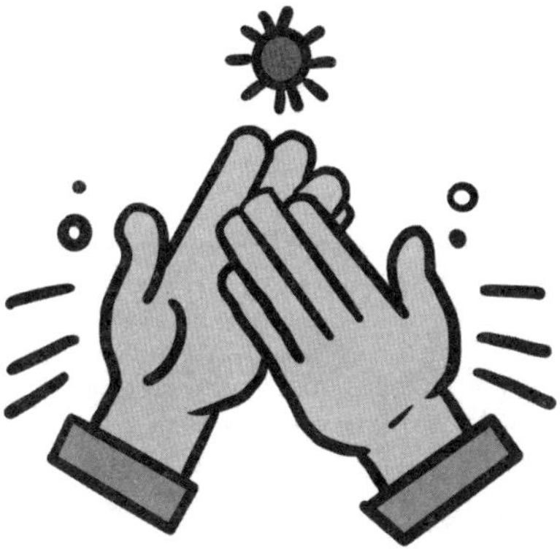

接觸傳播

- 飛沫傳播：當感染者咳嗽、打噴嚏或說話時，會產生帶有病原體的飛沫。這些飛沫可以透過空氣傳遞，短時間內到達另一個人的呼吸道，導致感染。流感、COVID-19 等許多呼吸道傳染病透過這種方式傳播。

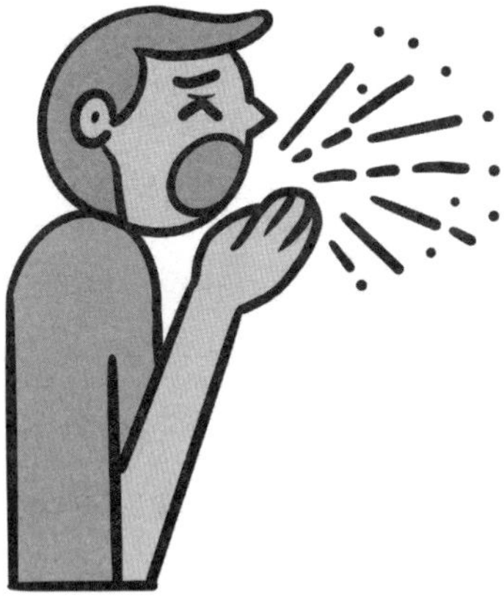

飛沫傳播

■ 母嬰傳播：孕婦在懷孕、分娩或哺乳期間，可能會將病原體傳染給嬰兒。比如，B肝病毒可以透過母嬰傳播。

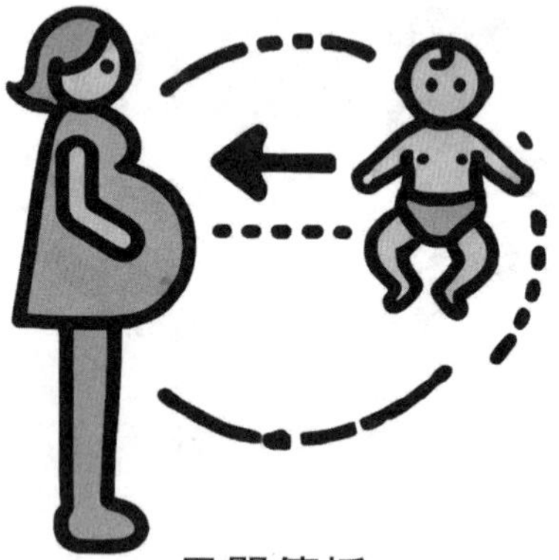

母嬰傳播

間接傳播是指病原體透過介質（如食物、空氣或物體表面）從感染源傳遞到易感人群。間接傳播的主要方式包括空氣傳播、食物傳播、媒介傳播和物體表面傳播。

■ 空氣傳播：與飛沫傳播不同，空氣傳播涉及較小的病原體顆粒，它們可以長時間懸浮在空氣中，並透過呼吸進入人體。比如，麻疹和肺結核的傳播可以透過空氣傳播，這類病毒可以在空氣中停留較長時間，並感染遠處的人。

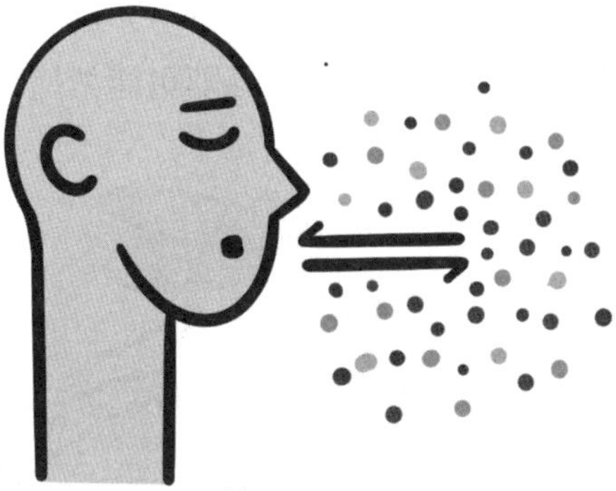

空氣傳播

- 食物和水傳播：病原體可能會透過污染的食物或水傳播，導致腸胃疾病。比如，沙門氏菌和霍亂病菌可以透過食物或水傳播。確保食物和水的安全是預防這種傳播方式的重要措施。

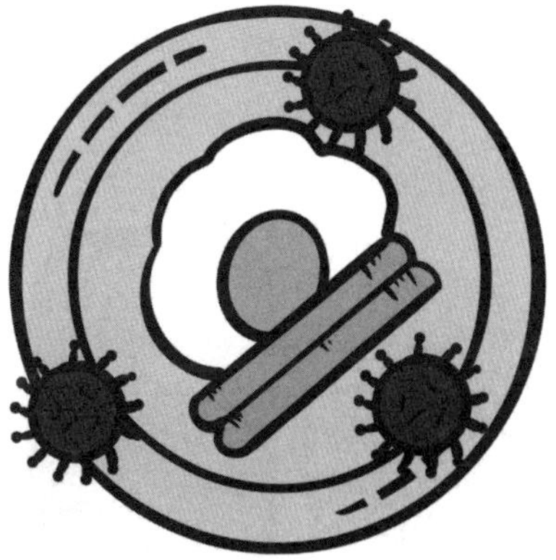

食物和水傳播

■ 媒介傳播：病原體透過昆蟲或動物等媒介傳播。比如，蚊子叮咬可能會傳播瘧疾，而蜱蟲則可能傳播萊姆病。

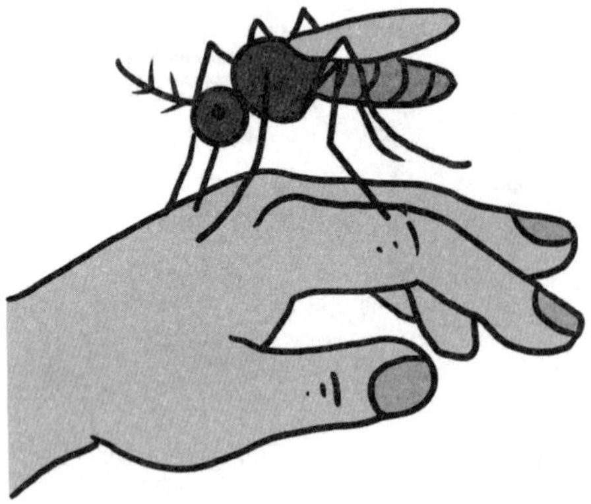

媒介傳播

■ 物體表面傳播：一些病原體可以在非生物表面上存活一段時間，如門把手、檯面或手機。當健康人接觸這些被污染的物體並再觸碰自己的口、鼻或眼睛時，可能會導致感染。

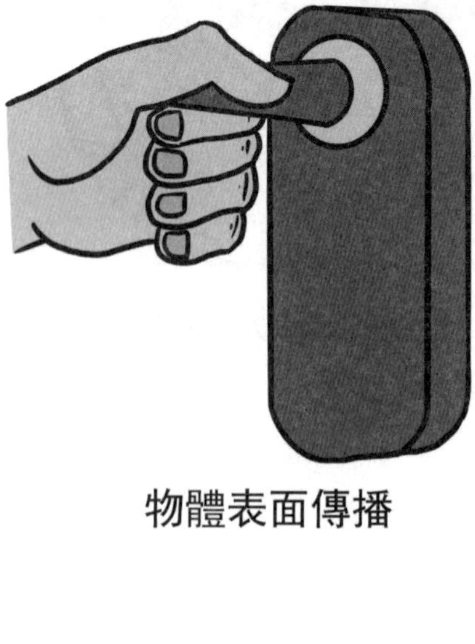

物體表面傳播

4.6 COVID-19：席捲世界的大流行病

COVID-19，或稱 2019 新型冠狀病毒病感染，是由 SARS-CoV-2 病毒（也稱為新冠病毒）引起的傳染性呼吸系統疾病。自 2019 年 12 月首次在中國武漢發現以來，COVID-19 就迅速蔓延，成為了自 20 世紀以來影響全球最廣泛、最嚴重的公共衛生事件之一。這場大流行不僅影響了全球數十億人的健康，也改變了我們的日常生活和全球經濟，導致了數百萬的死亡。

引起 COVID-19 的罪魁禍首就是 SARS-CoV-2 病毒，SARS-CoV-2 病毒屬於冠狀病毒家族，同屬於冠狀病毒家族的還包括 SARS 病毒和 MERS 病毒。冠狀病毒家族中的成員都有一個獨特的特徵：它們表面覆蓋著類似「冠狀」的刺突蛋白。正是因為這些突起的蛋白質看起來像太陽的冠狀外環，所以被稱為「冠狀病毒」。

時間回到 2002 年，SARS 病毒（也叫 SARS-CoV-1）突然出現，引發了嚴重急性呼吸症候群（Severe Acute Respiratory Syndrome，簡稱 SARS）。這場疫情最初在中國廣東省爆發，之後蔓延到 30 多個國家。SARS 病毒透過呼吸道飛沫傳播，感染者常常會出現發燒、乾咳和呼吸困難等症狀。全球約 8000 人感染，近 800 人死亡，死亡率接近 10%。儘管 SARS 的傳染性相對較弱，但其高致死率讓全球醫療系統非常緊張。幸運的是，疫情在不到一年內得到了有效控制。

然後到了 2012 年，由 MERS 病毒感染引發的中東呼吸症候群（MERS）突然在中東地區開始傳播。MERS 的致死率更高，達到 30% 至 40%。感染者通常會出現嚴重的呼吸問題、發燒和腎功能衰竭，很多患者在感染後迅速惡化。MERS 的傳播速度相對較慢，主要透過密切接觸傳播，感染者大多與病患有直接接觸。與 SARS 不同，MERS 病毒的宿主除了人類外，還有駱駝，研究人員認為駱駝是該病毒的主要傳染源。

與 SARS 和 MERS 相比，SARS-CoV-2 病毒最驚人的是它的傳播速度，雖然它的致死率低於 SARS 和 MERS，但它卻更容易在人群中傳播，這也導致了全球範圍內的大流行。透過空氣飛沫、接觸和氣溶膠傳播，SARS-CoV-2 能夠迅速從一個感染者傳播給成百上千人。

SARS-CoV-2 病毒不僅「擅長」快速傳播，還會透過無症狀攜帶者進行隱秘的擴散。許多感染者在不知情的情況下傳染給了他人，這也是為什麼 COVID-19 的控制難度如此之大的原因之一。

冠狀病毒家族中，SARS-CoV-2、SARS 和 MERS 都是讓全球警覺的存在。每個病毒都有自己的「特長」，從高致死率的 SARS 和 MERS 到傳播範圍廣泛的 SARS-CoV-2，冠狀病毒家族一次次向世界展示它們的威力。儘管 SARS 和 MERS 疫情都相對快速地得到了控制，但 SARS-CoV-2 引發的 COVID-19 卻成了我們這個時代最具挑戰的健康危機之一。

刺突蛋白：病毒感染的「鑰匙」

刺突蛋白是病毒表面非常重要的結構，它就像是病毒的「鑰匙」，是病毒感染人體細胞的關鍵工具。尤其是像 SARS-CoV-2 這樣的冠狀病毒，它的表面佈滿了這些「鑰匙」，正是它們幫助病毒打開了人體細胞的大門。

當 SARS-CoV-2 想要入侵人體時，刺突蛋白會尋找人體細胞表面的一種叫做 ACE2 受體的蛋白質。ACE2 受體就像一把「鎖」，而刺突蛋白則是匹配的「鑰匙」。一旦刺突蛋白順利與 ACE2 受體結合，病毒就可以輕鬆地進入細胞內部，然後利用宿主細胞的資源大量複製自己。

刺突蛋白不僅是幫助病毒入侵的「工具」，它的形狀和功能還直接影響病毒的傳播能力。病毒的刺突蛋白會隨著時間發生細微的變化，這種變異可能會讓病毒更容易傳播，或者更難被免疫系統發現。這也是為什麼有時病毒會變得「狡猾」，免疫系統難以識別它。

當病毒的刺突蛋白發生變異時，病毒可能變得更加具有傳染性，甚至在面對疫苗時表現出更強的抵抗力。這就是為什麼我們會聽到新冠病毒出現了不同的變種，如「德爾塔」和「奧密克戎」等，它們的刺突蛋白發生了變化，使得病毒更難被免疫系統消滅。

此外，刺突蛋白也是疫苗研發的重要靶點。科學家們發現，如果讓免疫系統提前「認識」這些刺突蛋白，就能在病毒真正入侵時，快速反應並消滅它。mRNA 疫苗（如輝瑞和莫德納疫苗）就是利用這一原理，透過讓人體細胞製造與 SARS-CoV-2 刺突蛋白相似的無害蛋白質，刺激免疫系統產生抗體。這些抗體就像是專門對付刺突蛋白的「鎖匠」，在病毒入侵時迅速「鎖住」刺突蛋白，阻止病毒入侵細胞。

新冠病毒的突變和進化

像許多病毒一樣，SARS-CoV-2 也會發生基因突變。這些突變就像病毒在不斷「進化」和「升級」自己，它們可能會讓病毒變得更具傳染性，甚至更難對付。我們熟悉的德爾塔（Delta）和奧密克戎（Omicron）等變種病毒，就是病毒經過突變後的「新版本」。

突變是病毒進化的一部分，當病毒在人體內複製時，有時會發生小小的基因「錯誤」，這種「錯誤」就叫做突變。大多數突變對病毒的影響不大，但有些突變會改變病毒表面的刺突蛋白，使得它更容易與人體細胞結合，從而提高病毒的傳播力。

變種病毒不僅傳播更快，還可能在某些情況下表現出對疫苗的部分抵抗力。這並不是因為疫苗失效了，而是因為病毒的突變讓它變得難以識別，像是在「偽裝」自己。因此，科學家們需要不斷監測這些突變，及時調整疫苗，以確保我們能夠有效對抗這些新出現的病毒變種。

新冠病毒是如何傳播的？

SARS-CoV-2 病毒最擅長的就是透過空氣傳播。當一個感染者咳嗽、打噴嚏，甚至在普通談話時，病毒就會隨著飛沫和氣溶膠散播到空氣中。周圍的人如果不小心吸入這些帶有病毒的飛沫，感染的可能性就大幅增加了。

一旦病毒成功進入人體，它會立即尋找它的「目標」—— ACE2 受體。這些受體廣泛存在於呼吸道和肺部，甚至其他器官表面。刺突蛋白，作為病毒的「鑰匙」，能夠精準地與 ACE2 受體結合。這個結合過程就像病毒打開了人體細胞的大門，一旦「門」被打開，病毒就能順利進入細胞。

在人體內，SARS-CoV-2 的主要攻擊目標是呼吸系統。因此，感染者往往會出現咳嗽、發燒、呼吸困難等典型症狀。對於一些人來說，病毒入侵的程度較輕，症狀可能僅限於類似感冒的表現。但在嚴重的情況下，病毒會深入攻擊肺部，引發肺炎，甚至可能導致急性呼吸窘迫症候群（ARDS），這是一種危及生命的併發症，患者需要立即接受醫療干預。

SARS-CoV-2 的傳播能力非常強，因為它不僅可以透過大飛沫傳播，還能透過更微小的氣溶膠長時間懸浮在空氣中。這也是為什麼在封閉空間或者人群密集的地方，SARS-CoV-2 病毒更容易傳播的原因。

4.7 愛滋病：向免疫系統發起攻擊

愛滋病（AIDS，後天免疫缺乏症候群）是由人類免疫缺陷病毒（HIV）引起的一種可怕疾病。因為 HIV 會專門攻擊和破壞 T 細胞，特別是 CD4+T 細胞。這些細胞在免疫系統中扮演著指揮官的角色，一旦它們被摧毀，整個免疫系統的協調能力就會大打折扣。隨著時間的推移，如果不進行治療，HIV 會逐漸削弱免疫系統，導致患者容易受到其他疾病或感染的侵害，從而發展為愛滋病。

當 HIV 病毒首次進入人體時，它並不會立刻顯現出什麼可怕的症狀。感染後的 2-4 週是 HIV 的急性期，很多人會感到身體不適，出現類似感冒的症狀，比如發燒、喉嚨痛、關節疼痛，甚至可能覺得非常疲倦。然而，這些症狀通常非常輕微，不會引起人們的特別注意。大部分人可能還以為只是普通的感冒。

但這只是 HIV 病毒的「偽裝」策略，它利用這一階段迅速在體內傳播，並攻擊免疫系統中的 CD4+T 細胞。儘管這些症狀通常會在數周後消失，但這並不意謂著病毒已經離開，它只是進入了下一步——長期潛伏。

HIV 的狡猾之處在於它可以在人體內「潛伏」多年。這段時間被稱為無症狀潛伏期，這個階段可以持續數年至 10 年，患者的身體看起來與健康人無異，因為他們不會出現明顯的疾病症狀。

在潛伏期，病毒並沒有閑著。實際上，T 細胞和 HIV 病毒之間正悄悄進行著一場「攻防戰」。免疫系統會不斷製造新的 T 細胞來對抗病毒，但 HIV 也在不停地複製，逐漸破壞這些細胞。這就像是在打消耗戰，病毒和免疫系統不斷交替進攻，免疫系統的防禦能力慢慢被削弱。

當 HIV 病毒持續破壞免疫系統中的 CD4+T 細胞，免疫系統的防禦能力逐漸被削弱，直至 T 細胞數量降到非常低的水準。當 CD4+T 細胞的數量嚴重不足時，免疫系統就幾乎完全失去功能，進入了愛滋病的發病期。在這個階段，患者的身體幾乎無法抵抗常見的感染和疾病。

愛滋病的可怕之處在於，它本身並不直接導致死亡。相反，愛滋病患者由於免疫系統失效，極易受到各種機會性感染和惡性腫瘤的侵襲，比如肺炎、結核病甚至一些罕見的癌症。這些疾病往往是患者生命的直接威脅。

HIV 是如何傳播的？

HIV 的傳播途徑主要包括性傳播、血液傳播和母嬰傳播。

其中，不安全的性行為是 HIV 傳播的最常見方式之一，尤其是沒有使用保險套的性接觸。HIV 病毒存在於體液中，比如精液和陰道分泌物。當人體與感染者進行性接觸時，如果沒有採取保護措施，病毒就可以透過這些體液進入人體的身體，感染對方。不論是異性戀還是同性戀，只要有體液交換的性行為，都可能有傳播 HIV 的風險。因此，使用保險套不僅是避孕的好方法，也是有效預防 HIV 傳播的保護措施。

血液傳播是 HIV 的另一種主要傳播途徑。當感染者的血液進入另一個人的身體時，病毒就有可能傳播。最常見的血液傳播方式是透過使用受感染的針頭，例如共用注射器吸毒。另外，如果輸血時使用了未經篩檢的血液，或者在醫療操作中發生意外的針刺傷，這些情況也可能導致 HIV 傳播。不過，現代醫療條件下，輸血前都會經過嚴格的血液篩檢，醫務人員也會採取安全防護措施，確保減少血液傳播的風險。

母嬰傳播指的是 HIV 病毒從感染的母親傳染給嬰兒。這種傳播可能發生在懷孕期間、分娩時，甚至是在哺乳階段。如果沒有採取防護措施，HIV 可能透過胎盤、產道或母乳傳染給嬰兒。好在透過早期干預和藥物治療，母嬰傳播的風險可以大幅降低。如果母親在懷孕期間及時接受抗逆轉錄病毒治療，病毒的傳播機率幾乎可以降到非常低的水準，使寶寶有很大的機會健康出生。

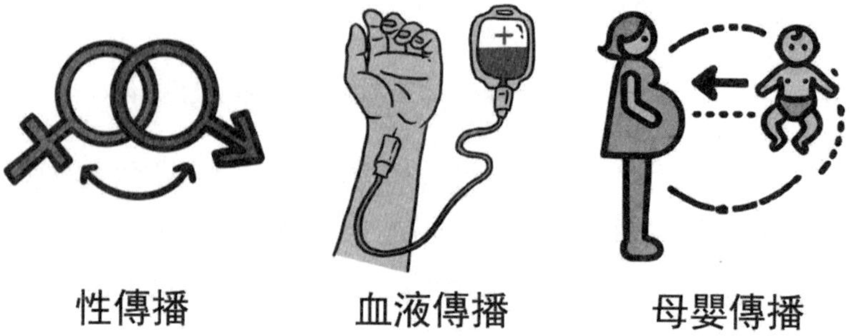

愛滋病可以治療嗎？

自 20 世紀 80 年代 HIV 被發現以來，愛滋病就成為了全球最嚴重的傳染病之一。據世界衛生組織（WHO）資料，截至 2023 年，全球約有 3900 萬人感染 HIV，約 42.3 萬人因與愛滋病相關的併發症而死亡。

愛滋病（AIDS）曾經被認為是不可治癒的絕症，但現代醫學已經讓愛滋病的治療發生了巨大的變化，現在我們已經能夠有效地控制愛滋病的進程。

目前，治療愛滋病的主要方式是抗逆轉錄病毒藥物療法（ART）。這是一種藥物組合療法，可以控制體內的 HIV 病毒複製。雖然 ART 無法徹底治癒 HIV，但它可以讓病毒的數量降低到幾乎檢測不到的水準，從而幫助患者維持正常的免疫系統功能。打個比方，HIV 病毒像個「不速之客」，一直在體內搞破壞，而 ART 就像一個管家，不讓它肆意橫行。只要病人定期服藥，病毒就會受到嚴格控制，免疫系統得以正常工作，患者可以過上接近正常的生活，壽命也大幅延長。

另外，近年來也有過愛滋病治療完全治癒的案例，不過全球範圍內目前僅有 7 例。並且這些被治癒的愛滋病患者，從臨床的治療情況來看，是在為了治療患者的白血病過程中，藉助於幹細胞的治療方式，然後順便治癒了愛滋病。因此，目前還很難找到完全有效的針對於愛滋病的治療方式。

4.8 有益菌：人體的微小守護者

雖然我們聽到「細菌」時，往往第一時間想到的就是感染、疾病和不適的畫面。但其實，大部分細菌對我們是有益的。我們體內和周圍充滿了這些「好」細菌，它們是我們健康的重要夥伴。

這些「好」細菌被稱為有益菌，顧名思義，就是那些對我們的健康有幫助的細菌。有益菌通常存在於我們的消化道、皮膚和其他體表。這些菌群透過幫助消化、合成維生素、抵抗有害病原體等多種方式促進我們的健康。大多數有益菌生活在腸道內，這些微生物被統稱為腸道菌群，它們的數量驚人，科學家估計，人體內的細菌細胞數量是人類細胞數量的 10 倍。

從功能來看，首先，有益菌在消化過程中起著至關重要的作用，尤其是那些複雜的食物成分，比如纖維素。人類消化道自身無法分解某些食物纖維，但腸道中的有益菌可以發酵這些纖維，產生短鏈脂肪酸等有益物質，讓我們的身體得到滋養。這不僅有助於維持腸道健康，還能為我們提供額外的能量。如果沒有有益菌的幫助，許多營養物質就無法被吸收，結果只會被排出體外，白白浪費了。

除了幫助消化，有益菌還負責合成人體無法自行生產的維生素，比如維生素 K 和一些 B 族維生素。維生素 K 對血液凝固至關重要，缺乏它可能導致出血不止；而 B 族維生素則與能量代謝、神經功能密切相關。這些維生素的缺乏會讓人感到疲憊，甚至影響情緒。

此外，有益菌在保護身體免受病原體侵襲方面也有重要作用。它們透過在腸道內建立「防禦陣地」，阻止有害細菌的繁殖。一些有益菌還能促進免疫細胞的活躍性，使免疫系統能夠更快速地識別並消滅病原體。同時，研究表明，一些有益菌透過調節免疫系統，能夠減少炎症反應，並防止過敏反應的發生。它們在降低腸道和全身性炎症方面具有潛在的治療價值。

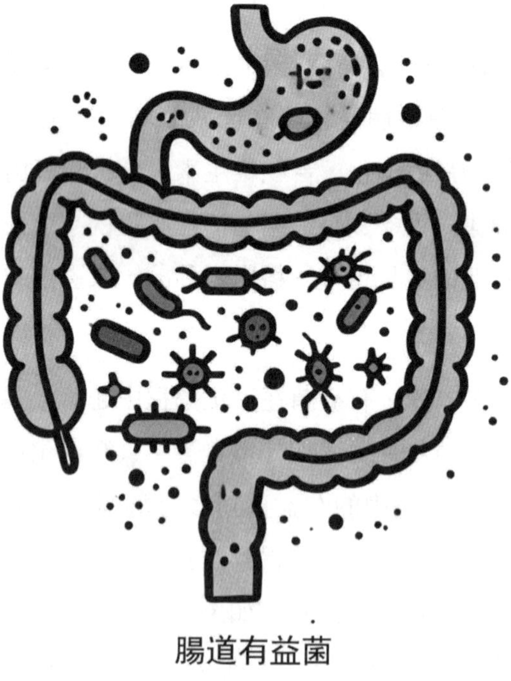

腸道有益菌

可以說，有益菌是我們健康的重要保護者，它們在幫助消化、增強免疫力、合成維生素等方面發揮著不可或缺的作用。而保持腸道菌群的平衡、攝入富含益生菌的食物，則是保持健康的簡單而有效的方式。

缺了有益菌，人就會生病？

有益菌是我們體內必不可少的微生物，這些微生物不僅幫助我們消化食物，還對免疫調節、營養吸收和保護身體免受病原體的侵害有著重要作用。然而，當腸道內的有益菌數量減少，或者不同種類的細菌比例失衡，就會出現「菌群失調」。這時候，我們的健康就可能面臨許多問題。

比如，肥胖除了與飲食和運動有關，還與腸道內的菌群組成密切相關。研究發現，肥胖患者的腸道中存在特定的菌群失衡現象。肥胖者體內的擬桿菌比例較低，而厚壁菌的比例較高，究其原因，厚壁菌能夠更有效率地分解複雜的碳水化合物，導致更多能量被吸收，從而引發體重增加。

除了肥胖，糖尿病，尤其是第 2 型糖尿病，也與腸道菌群失調密切相關。研究表明，慢性低度炎症和胰島素抗性是引發第 2 型糖尿病的關鍵因素，而腸道菌群的失調可能是導致這種炎症的原因之一。比如，阿克曼菌的減少與胰島素抗性和肥胖風險的增加有關。換句話說，如果腸道內的有益菌不足，我們的身體就可能變得更容易抵抗胰島素，進而引發糖尿病。

炎症性腸病（IBD）——包括潰瘍性結腸炎和克羅恩病，這些疾病也都是由於腸道免疫反應異常導致的慢性炎症性疾病。研究發現，炎症性腸病患者的腸道菌群發生了顯著的變化，一些有害菌增多，而有益菌減少。比如，雙歧桿菌和乳酸桿菌的減少，可能使得腸道屏障功能受損，從而讓更多的有害物質進入血液，引發炎症。

甚至，腸道菌群的紊亂還會影響我們的心理健康，因為腸道菌群會透過影響神經遞質的生產（如 5- 羥色胺，即「快樂荷爾蒙」），從而影響大腦功能。研究表明，腸道菌群的失調與焦慮症、抑鬱症等心理問題之間存在關聯。

那麼，如何確保體內有益菌的健康呢？增加有益菌的攝入是一個不錯的選擇。可以透過食用富含益生元和益生菌的食物來實現。益生菌是那些能夠活著到達腸道的細菌，而益生元則是有益菌的「食物」，它們能促進這些有益菌的生長。

一些富含益生菌的食物包括優酪乳、發酵乳製品、泡菜和味噌等。它們不僅美味，還能幫助補充腸道內的有益菌。與此同時，富含纖維的食物，如全穀物、水果和蔬菜，可以為益生菌提供營養，幫助它們繁殖。

4.9 敗血症：細菌感染的致命危機

細菌感染是由各種細菌引發的健康問題，事實上，我們每天都暴露在各種細菌的環境中。我們的皮膚、口腔、腸道等部位都有成千上萬的細菌，有的對我們有益，而有的可能會引發健康問題。當細菌透過傷口、吸入空氣或食物等途徑進入我們的體內時，免疫系統會迅速作出反應，試圖將它們消滅。對於大多數人來說，這個過程是正常的，輕微的感染可能僅僅引發發熱、紅腫等局部症狀。

但問題是，有時細菌能夠突破局部的防線，進入血液。通常來說，血液是無菌，但是，當細菌一旦進入血液系統，事情就會變得嚴重。因為細菌可能透過血液傳播到全身各處，免疫系統會迅速釋放大量的化學物質來對抗這些入侵者。這時候，身體就會啟動強烈的免疫反應，試圖透過引發全身性炎症來對抗細菌。

敗血症就是這種免疫系統過度反應引發的結果。當細菌進入血液後，免疫系統的反應失控，導致全身性的炎症擴散。簡單來說，身體在抵禦細菌時「過度用力」，而這種過度反應不僅沒有幫助消滅細菌，反而開始傷害身體本身。

敗血症最初可能看起來像是普通的感染症狀，比如發燒、心跳加快、呼吸急促等。然而，如果不及時治療，病情會迅速惡化，發展成敗血性休克。這是一種極度危險的狀態，意謂著血液無法為身體提供足夠的氧氣，器官開始衰竭。最糟糕的情況下，敗血性休克會導致死亡。

幸運的是，敗血症如果在早期發現並及時治療，存活率是相對較高的。治療敗血症的首要任務是快速清除體內的感染源，同時控制免疫反應，避免器官損傷。

抗生素是治療細菌感染的首選藥物。在確定感染細菌的類型後，醫生會選擇合適的抗生素來控制感染。抗生素的使用需要迅速且準確，通常會透過靜脈注射給藥，以確保藥物儘快在血液中發揮作用。

此外，由於敗血症會導致血液迴圈不穩定，身體無法保持正常的血壓，因此需要透過靜脈輸液來補充液體，幫助恢復血壓。

4.10 抗生素：拯救千千萬萬的生命

在醫院，我們常常會聽到醫生說：「你感染了細菌，得用點抗生素。」那麼，抗生素又是什麼呢？

簡單來說，抗生素就是能打敗細菌的藥。細菌有好有壞，「壞」細菌可能會引發各種感染，比如感冒、扁桃體發炎、肺炎等等，而抗生素專門用來對付這些細菌的藥物。有意思的是，抗生素本身其實也是「細菌」的傑作。沒錯，早期的抗生素是從真菌或細菌中提取出來的。最有名的就是青黴素，它是在上世紀 20 年代由英國科學家弗萊明從一種真菌中發現的。從此以後，抗生素就成了現代醫學的救命稻草，拯救了無數條生命。

那麼，為什麼抗生素能夠打敗細菌呢？其實，有兩種主要「工作方式」，第一種是破壞細菌的牆壁，很多細菌都有一層保護外殼，就像「細菌的鎧甲」。抗生素能打破這層保護，它們可以透過破壞細菌的細胞壁，使細菌無法正常生存和繁殖，最後細菌就像沒有了防護罩的遊戲角色，一碰就「Game Over」了。

另一些抗生素則透過干擾細菌的「繁殖計畫」來打敗它們。細菌就像瘋狂分裂的機器，如果抗生素能阻止它們自我複製，細菌就無法再繼續壯大了。這樣一來，數量越來越少的細菌就沒辦法在我們體內興風作浪。比如四環素，會干擾細菌的蛋白質合成，阻止其正常生長；諾酮類則透過阻止細菌的 DNA 複製，從而抑制其繁殖。

徹底改變現代醫學的發現

抗生素的發現徹底改變了現代醫學，使得曾經致命的細菌感染如今變得可控。

抗生素的故事可以追溯到 1928 年，當時，英國細菌學家亞歷山大 · 弗萊明正在他的實驗室裡研究一種引起細菌感染的常見細菌——葡萄球菌（Staphylococcus）。有一天，弗萊明不小心讓一塊培養細菌的培養皿暴露在空氣中。結果，培養皿上不但長出了細菌，還意外地長出了一些真菌。

有趣的事情發生了！弗萊明注意到，真菌周圍的細菌全部消失了。這是什麼原因呢？經過仔細觀察和實驗，他發現這種真菌能夠分泌出一種神秘的物質，這種物質可以殺死細菌。後來，弗萊明確認，這種真菌就是我們今天所熟知的青黴菌，而它分泌的物質就是世界上第一種抗生素——青黴素。

青黴素的發現引發了一場醫學革命。之前，人們面臨細菌感染時束手無策，很多本可以治癒的感染病都會導致死亡。尤其是在戰場上，士兵們因傷口感染而失去生命的情況比比皆是。青黴素的出現改變了這一切。它不僅能有效治療傷口感染，還可以對抗肺炎、扁桃體炎、敗血症等各種致命疾病。

雖然弗萊明發現了青黴素，但最初生產這種藥物並不容易。一直到二戰期間，科學家們才成功地大規模生產青黴素，提供給戰場上的士兵。那時，青黴素幾乎被視為「救命藥」，成千上萬的士兵因它而避免了感染死亡。

青黴素的發現只是個開始，科學家們意識到，許多其他微生物也有類似的「武器」。於是，他們開始大量研究不同的細菌、真菌和土壤樣本，尋找新的抗菌物質。結果，陸續發現了很多不同類型的抗生素，比如鏈黴素、四環素、紅黴素等，它們各自針對不同的細菌種類。

抗生素的發現就像給醫生手裡增加了各種新武器，用來對抗以前無計可施的細菌感染。這些抗生素不僅在日常感染治療中發揮作用，還極大地提高了外科手術的安全性。因為有了抗生素，外科手術後感染的風險大幅降低，這使得許多複雜的手術得以順利進行。

抗生素只能對付細菌？

抗生素可以說是醫學界的一大「救命藥」，但它並不是萬能的。很多人一生病就想著用抗生素，但其實這是一種誤解。抗生素只對細菌感染有效，而對病毒感染根本無能為力。

事實上，細菌和病毒就像來自兩個完全不同的「星球」，它們的結構、繁殖方式以及對身體的影響方式都大不相同。

細菌是一種獨立的單細胞生物，它們可以自行生存和繁殖。細菌的結構相對簡單，但它們有自己的細胞壁、細胞膜，甚至一些基本的胞器，能夠進行代謝，產生能量，甚至有些細菌還可以運動！這意謂著，細菌不需要依賴其他生物，它們可以自己生存並在合適的環境中快速繁殖。

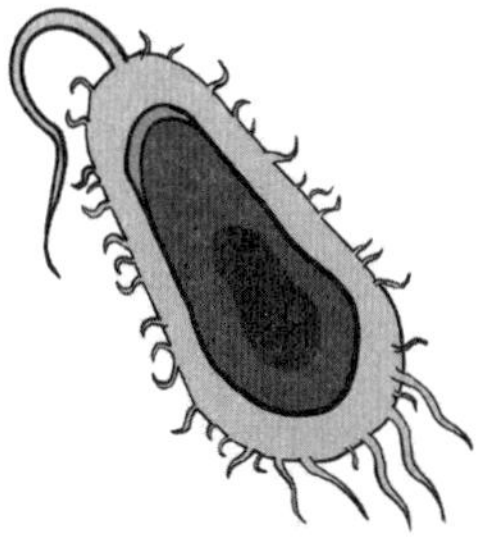

細菌:單細胞生物

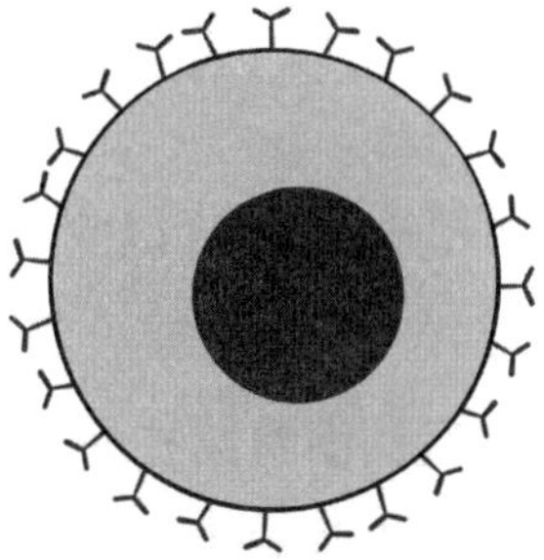

病毒:沒有細胞結構

病毒和細菌完全不同。病毒不是獨立的生命體，病毒沒有細胞結構，只有一層外殼和內部的遺傳物質（DNA 或 RNA）。它們必須入侵宿主細胞，把自己的遺傳物質注入到宿主細胞中，利用宿主的細胞機制來複製自己。

而抗生素的設計初衷就是為了對付細菌。它們的主要作用機制有兩種，一是破壞細菌的細胞壁或細胞膜，二是阻斷細菌的繁殖過程。而這兩個機制之所以對細菌有效，是因為細菌有獨立的細胞結構和新陳代謝系統。相反，病毒沒有細胞壁，也不進行自我分裂，所以抗生素根本找不到可以攻擊的「目標」。這就像拿錘子砸空氣一樣——無論你多用力，病毒根本不受影響。

不僅如此，病毒不像細菌那樣直接在體外繁殖，它們進入人體細胞後，把我們自身的細胞變成「病毒工廠」。這意謂著，想要殺死病毒，你可能還會傷害到我們自己的細胞。所以對抗病毒的方法，通常不是直接殺死病毒，而是透過提高我們的免疫系統來抵禦病毒，或者使用抗病毒藥物來阻止病毒在宿主細胞內複製。

4.11 超級細菌：抗生素的雙刃劍

提到「超級細菌」，很多人可能覺得像電影裡的科幻怪物，其實它們是真實存在的，並且是一個日益嚴重的全球健康問題。超級細菌的出現意謂著我們面對某些細菌時，曾經有效的藥物——抗生素，已經失去了作用。這些細菌變得頑強無比，幾乎可以抵抗現有的各種抗生素。

簡單來說，超級細菌就是那些對大多數甚至所有抗生素都有抵抗力的細菌。抗生素曾經是我們用來對付細菌感染的強效武器，但隨著時間的推移，一些細菌學會了如何「躲避」這些藥物的攻擊，變得越來越強大。

這些超級細菌不像普通細菌那麼容易被消滅。它們可以在抗生素的作用下存活下來，並繼續繁殖。更麻煩的是，超級細菌還能將它們的抗藥性傳遞給其他細菌，像傳授「武功秘笈」一樣，這使得更多細菌變得抗藥。這種抗藥性的擴散讓曾經輕易可治的感染變得更加棘手。

相比於一般的細菌，治療超級細菌感染變得異常困難。如果沒有有效的抗生素，感染就可能迅速擴散，引發嚴重的健康問題，甚至導致死亡。

比如，耐甲氧西林金黃色葡萄球菌（MRSA）就是一種對常見抗生素甲氧西林耐藥的細菌，常見於醫院中的感染，特別是手術後或免疫力低下的患者容易感染。

耐碳青黴烯類肺炎克雷伯菌（CRE）這種超級細菌幾乎對所有的抗生素都有耐藥性，治療極其困難，死亡率也非常高。

耐萬古黴素腸球菌（VRE）則對抗生素萬古黴素有耐藥性，萬古黴素曾是對付嚴重細菌感染的「最後防線」，但耐萬古黴素腸球菌的出現打破了這一防線。

抗生素耐藥性是怎麼發生的？

那麼，超級細菌的抗藥性是怎麼產生的呢？這裡就要提到一個概念：細菌的進化。細菌是一種繁殖速度非常快的微生物，它們可以在很短的時間內分裂成無數個「後代」。在這個過程中，偶爾會有一些基因突變。這些突變可能讓某些細菌獲得了對抗生素的抵抗能力。

當人體服用抗生素治療感染時，抗生素會殺死大部分的細菌，但總有一些帶有抗藥性基因的細菌能夠倖存下來。這些倖存的細菌繼續繁殖，結果它們的抗藥性特徵越來越普遍，最終形成了「超級細菌」。這就像是在與抗生素的較量中，細菌逐漸學會如何「逃脫」打擊。

超級細菌的出現和發展與抗生素的濫用密切相關。濫用抗生素是指我們不合理地使用這種藥物，比如在不需要抗生素時卻服用了抗生素，感冒、流感等病毒性疾病是常見的例子，這些病由病毒引起，但很多人誤以為抗生素可以治好感冒。抗生素對病毒無效，但細菌卻在體內「見縫插針」，經過多次不必要的抗生素使用，細菌就有了適應的機會。

不按醫生建議用藥也是一種常見的抗生素濫用的情況，很多人覺得症狀好轉就停止服藥，結果細菌並沒有被完全消滅，反而留下了對抗生素有抵抗能力的「漏網之魚」，這些細菌繼續繁殖，形成抗藥性。

此外，在農業和養殖業中，為了防止動物生病或促進生長，抗生素經常被廣泛使用。這種做法也導致了細菌逐漸發展出抗藥性，進而影響人類。

如何對抗超級細菌？

隨著超級細菌的崛起，曾經有效的抗生素逐漸失去作用，全球的科學家們正在競相尋找新的治療方法，以應對這一危機。

然而，開發新的抗生素是一個複雜、漫長的過程，開發一種新抗生素，並不是簡單地在實驗室裡「混合化學物質」那麼容易。

首先，科學家需要找到那些能夠殺死或抑制細菌生長的化合物。這通常需要大量的篩選和實驗，一般會從自然界中的微生物、土壤等環境中尋找潛在的化合物。即便找到了這種物質，接下來的臨床試驗也可能要花費 10 年甚至更長的時間，以確保新藥不僅有效，而且對人體安全。

另外，細菌的進化速度快得驚人。它們可以透過基因突變或者相互間的基因交換，快速獲得抵抗力。科學家在開發新抗生素的同時，細菌也在尋找「對策」。這場「競賽」幾乎沒有終點。

儘管挑戰巨大，科學家們仍在不斷努力。近年來，一些新的抗生素已經進入了研發和測試階段。比如，一種名為泰斯巴汀

（teixobactin）的新型抗生素引起了廣泛關注。它是從土壤細菌中提取出來的，展示了對多種耐藥性細菌的強大殺滅能力。與傳統抗生素不同，泰斯巴汀攻擊的是細菌細胞壁的脂質部分，而不是蛋白質或DNA，這使得細菌難以透過常規突變產生抗藥性。

不過，雖然像泰斯巴汀這樣的發現讓人們看到了希望，但從實驗室到市場，通常需要十幾年的研究和審批過程。這也是為什麼現階段，科學家們不僅在尋找新的抗生素，還在探索替代治療方法的原因。

目前，一種最受關注的代替治療方法是噬菌體療法。這種療法並不依賴化學藥物，而是使用一種天然存在的病毒——噬菌體，來專門對付細菌。

噬菌體是一種能夠感染並殺死細菌的病毒，它的名字來源於「食菌」（bacteriophage）的意思。與抗生素不同，噬菌體具有高度的特異性，它們只攻擊特定的細菌種類，而不會影響人體的其他細胞或有益菌群。

簡單來說，噬菌體就像是一種「定制化」的細菌殺手，它們鎖定細菌目標後，注入自己的遺傳物質，強迫細菌成為「病毒製造工廠」。最終，噬菌體在細菌內部大量複製，直到細菌爆裂死亡。

噬菌體的獨特性使其成為抗擊超級細菌的重要武器之一。一方面，噬菌體只會攻擊特定的細菌，不像抗生素那樣可能誤傷有益菌。這意謂著它可以針對某一種細菌進行「精準打擊」，避免了抗生素廣譜作用下的副作用，比如破壞腸道菌群。另一方面，與抗生素不同，細菌要想對噬菌體產生抗性要複雜得多。即便細菌產生了抗性，科學家還可以快速調整噬菌體，設計出新的噬菌體來繼續對抗細菌。並且，噬菌體不僅會殺死細菌，還能在細菌中大量複製自己。這種特性使得在感染部位使用少量噬菌體就能產生很好的治療效果。

儘管噬菌體療法充滿希望，但它也面臨一些挑戰。首先，噬菌體的特異性雖然是優勢，但也意謂著一個噬菌體只能對付一種類型的細菌，這限制了它的廣泛使用。其次，噬菌體進入人體後可能會被免疫系統識別並清除，這在一定程度上削弱了它的效果。

或許，未來的醫學治療中，不再僅僅依賴單一的抗生素或噬菌體療法。科學家們正在研究一種「聯合療法」，將抗生素和噬菌體結合起來使用。這樣的組合療法可能會產生更強的殺菌效果，同時降低細菌對抗生素和噬菌體的抗藥性風險。比如，抗生素可以削弱細菌的防禦機制，而噬菌體則趁虛而入，殺死細菌。

4.12 足癬：為什麼你的腳會感到「癢癢」？

你是否曾經感到腳底發癢、皮膚脫屑，甚至出現紅疹？出現這種症狀，可能就是換了足癬。

足癬，俗稱「腳氣」，也叫「香港腳」，是一種常見的足部真菌感染，其實就是腳部皮膚被一種叫做皮膚癬菌的真菌感染了。

真菌在我們生活中無處不在。它們是自然界中的微生物，像黴菌、酵母和皮膚癬菌，都是真菌的一員。真菌喜歡溫暖、潮濕的環境，在這種條件下，它們可以快速繁殖，並侵入人體的皮膚、指甲、毛髮等部位。

我們的皮膚通常能很好地抵禦這些微生物的侵襲，但在某些情況下，比如免疫力下降、皮膚潮濕或損傷時，真菌就有機會「攻城掠地」，引發感染。

比如，我們的腳就是皮膚癬菌的理想生長地點，尤其是在運動鞋、襪子、公共浴室和游泳池等地方。每天穿著不透氣的鞋子、長時間行走或運動，導致腳部皮膚經常潮濕。再加上鞋子內的溫暖環境，真菌就有了滋生的最佳條件。我們腳上的汗液如果無法及時揮發，就為真菌提供了完美的生長環境。這也是為什麼足癬常常發生在喜歡運動、經常光腳走路或長時間穿鞋的人群中。

足癬主要影響腳底和腳趾間的皮膚，症狀包括發癢、紅腫、脫皮，嚴重時甚至可能引發水皰或裂口，讓人非常不舒服。不僅如此，足癬還會出現腳部異味的情況，這是因為真菌在潮濕的環境中會產生一些氣味。

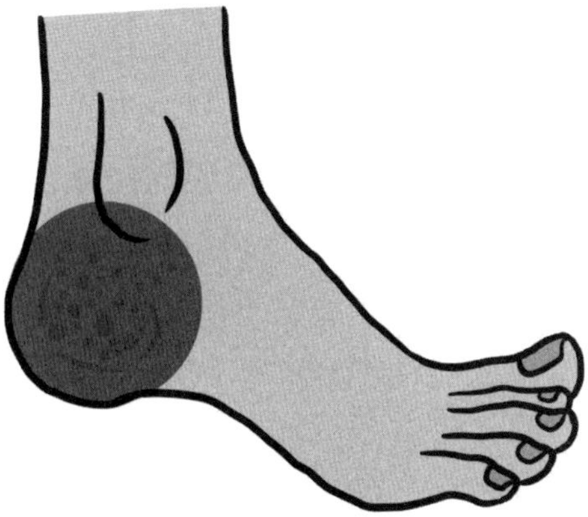

足癬

足癬不僅讓人難受，還具有一定的傳染性。因為真菌會透過直接接觸傳染，比如穿著感染者的鞋子或在公共場所光腳行走，真菌就有機會附著在你的皮膚上。公共浴室、游泳池、更衣室這些潮濕的地方，往往是足癬真菌傳播的溫床。

足癬和真菌感染雖然聽起來不算大病，但它們往往會給生活帶來極大的不便。而保持良好的個人衛生習慣、保持腳部乾燥透氣，則是預防真菌感染的關鍵。

5

CHAPTER

失調的代謝

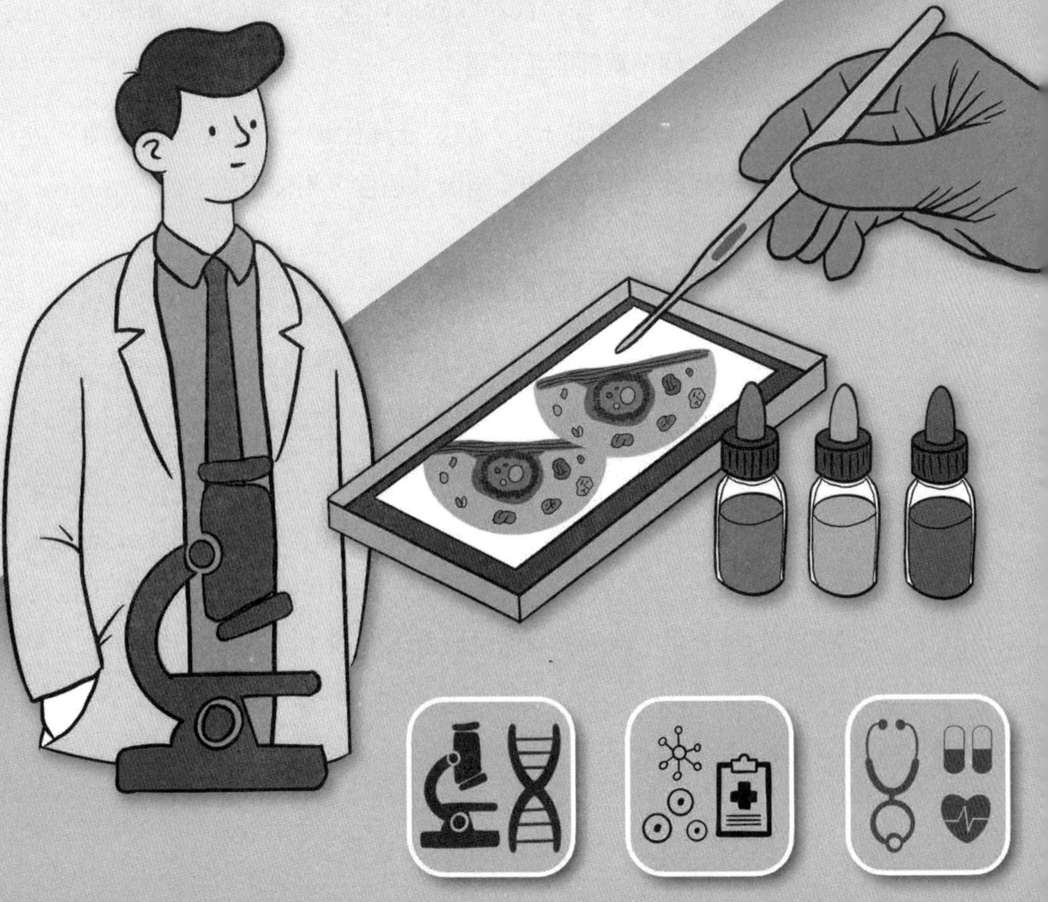

5.1 為什麼我們每天都需要吃東西？

你有想過嗎？為什麼我們每天都需要吃東西？

其實，人體之所以每天都需要攝入不同的食物，不僅僅是為了滿足味蕾的享受，更是為了給我們的身體提供源源不斷的能量和材料，讓一切正常運轉。而這個將食物變為能量的過程，就是代謝。

代謝是一個非常廣泛的生物過程，簡單來說，代謝就是身體內部的一系列化學反應，這些反應幫助我們把吃進去的食物轉化成身體需要的能量，支援所有細胞、器官和系統的正常運作。無論你是在跑步、思考，還是睡覺，身體都在默默地代謝著，確保每一個細胞、每一個器官、每一個系統都能正常運作。

代謝分為兩個主要部分，一個是分解代謝，一個是合成代謝。這兩者就像工廠裡的「拆解」和「組裝」過程，相輔相成，缺一不可。

分解代謝：打破與釋放能量

分解代謝（Catabolism）是「打破」和「釋放能量」的過程。當我們吃下食物，這些食物中的大分子如糖類、脂肪和蛋白質，必須被分解成更小的分子，才能被身體吸收和利用。

舉個簡單的例子，當你吃下一塊麵包，麵包裡主要的成分是碳水化合物（糖類）。這些碳水化合物在消化系統中被分解成葡萄糖，這是一種簡單的糖分子，能夠被身體吸收進入血液，提供能量。

在分解代謝的過程中，葡萄糖會進一步被分解，釋放出能量。這些能量以一種叫做 ATP（腺苷三磷酸）的形式儲存和運輸，成為身體各個部分運作所需的「燃料」。不僅僅是糖類，脂肪和蛋白質也會透過分解代謝被轉化成能量或其他有用的分子。

除了提供能量，分解代謝還會產生一些代謝廢物。比如，蛋白質在分解過程中會生成氨，這些廢物需要透過肝臟和腎臟等器官進行處理和排出體外，以保持身體的正常功能。

分解代謝的一個關鍵特點就是它是一個釋放能量的過程。無論是透過糖類、脂肪還是蛋白質，最終都要透過一系列的化學反應，釋放出 ATP，供身體使用。

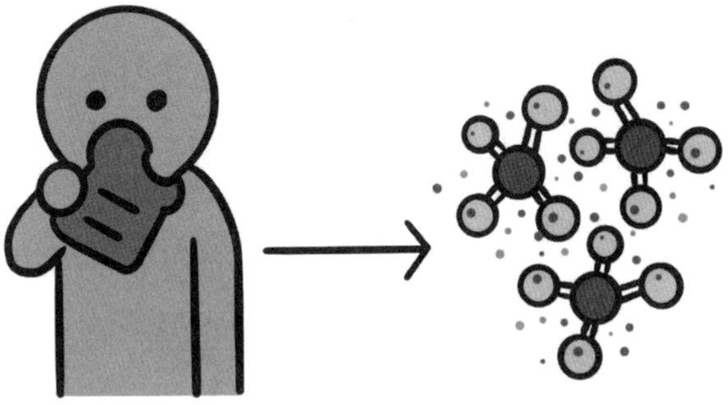

分解代謝

合成代謝：建造與儲存能量

與分解代謝相對，合成代謝，也叫做同化代謝過程，則是「建造」和「儲存」的過程。合成代謝利用分解代謝所釋放的能量，來合成身體所需的新分子和結構。

比如，當你在鍛鍊後，身體需要修復和增長肌肉。這個過程就涉及到合成代謝。分解代謝提供的胺基酸會被用來合成新的肌肉蛋白質，幫助肌肉纖維修復和增長。

合成代謝不僅僅限於蛋白質的合成，還包括脂肪的儲存、糖原的合成等。當你攝入的糖分超過了當前的能量需求，多餘的糖分會被轉化成糖原，儲存在肝臟和肌肉中，以備日後使用。如果糖原儲存滿了，剩餘的糖分則會轉化為脂肪，儲存在脂肪組織中，成為長久的能量儲備。

除了儲存能量，合成代謝還涉及到各種生物分子的合成，包括核酸（DNA 和 RNA）、脂質、激素等。這些分子是細胞結構和功能的基礎，確保身體各個部分能夠正常運作。

合成代謝需要大量的能量支援，因此它通常發生在分解代謝釋放出能量之後。兩者相輔相成，保證身體既有能量供應，又能不斷修復和建設新的組織。

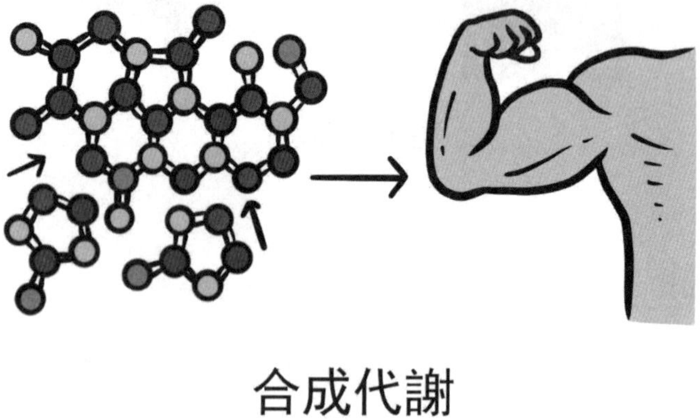

合成代謝

代謝平衡是保持健康的關鍵

代謝的兩個部分——分解代謝和合成代謝，只有保持平衡，才能確保身體的健康。

如果分解代謝過於活躍，而合成代謝不足，可能導致身體無法有效修復和建構新組織。比如，肌肉在運動後需要修復，如果合成代謝不足，身體無法有效地修復和重建這些組織，可能導致肌肉疲勞、力量下降，甚至更嚴重的損傷。

此外，雖然分解代謝釋放了很多能量，但如果合成代謝跟不上，身體就可能無法有效利用這些能量來支持各種功能，身體可能會感到疲倦、缺乏動力，甚至影響免疫系統，增加生病的風險。這就像手機在不斷充電（分解代謝），但如果不去使用這些電量（合成代謝），手機電池可能會因為過度充電而損壞。同樣，身體也是如此，需要將釋放的能量有效地利用起來，才能保持健康。

反之，如果合成代謝過於活躍，而分解代謝不足，可能導致體內積累過多的脂肪或其他物質，引發肥胖和其他健康問題。值得一提的是，分解代謝不僅僅是釋放能量，還包括分解和排出體內的廢物和毒素。如果分解代謝不足，身體內的廢物和毒素可能會積累，導致健康問題，比如肝臟和腎臟負擔加重，甚至引發慢性疾病。

可以看到，代謝平衡需要分解代謝和合成代謝兩個部分緊密配合，才能保持節奏和協調。透過合理的飲食、適當的運動、充足的休息和良好的生活習慣，我們可以有效地維護代謝的平衡，保持身體的健康和活力。

要記住，身體是一個複雜而精密的系統，每一個小小的調整都可能帶來顯著的變化。關注自己的代謝健康，傾聽身體的信號，及時調整生活方式，是保持長久健康的關鍵所在。無論是追求理想的體型，還是希望保持良好的健康狀態，理解和維護代謝平衡都是不可或缺的一步。

5.2 身體是如何化食物為能量的？

吃東西是我們每天都在做的事情，那麼，這些食物究竟是怎麼變成讓我們充滿活力和能量呢？其實，這背後運作著一套精密而有條不紊的「能量轉換系統」。

第一步：消化系統開始工作

當你吃下食物，最先發生的是消化。這是一個從口腔到胃、再到腸道的一條「生產線」。食物在這裡被分解成更小的營養成分，方便身體吸收。

我們一口咬下食物，唾液中的酶就開始發揮作用，尤其是對糖類（碳水化合物），幫助它們初步分解。咀嚼的時間越長，食物分解得越充分。接著，食物進入胃，胃酸和消化酶繼續分解它。脂肪、蛋白質和糖類都在這裡經歷「化學分解」，變成更小的分子。

當食物到達小腸時，它們已經分解成了極小的分子，比如葡萄糖（糖類的最小單位）、脂肪酸（脂肪的分解產物）和胺基酸（蛋白質的分解產物)。這些分子透過小腸壁被吸收到血液中，準備被運送到全身的細胞。

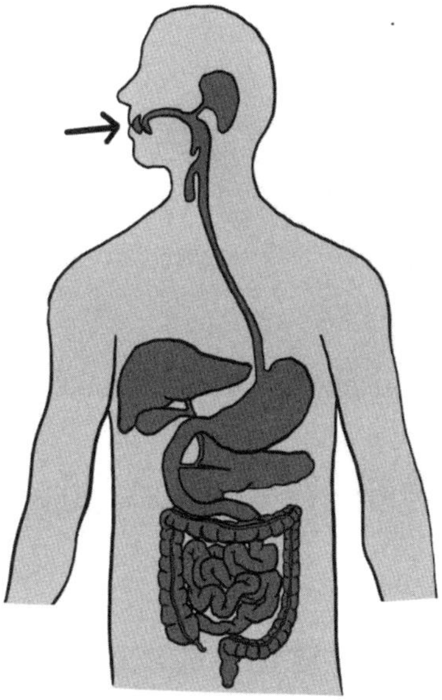

消化系統開始工作

第二步：營養物質進入血液，準備供能

要知道，每一種營養成分都會在細胞中發揮不同的作用。其中，葡萄糖是身體的快速能量來源，特別是對於大腦和肌肉。當葡萄糖進入血液，它會很快被運送到細胞，用於提供即時能量。

脂肪酸是長時間儲存能量的主要形式。脂肪酸不僅可以提供能量，還能被儲存起來，供以後使用。如果我們吃得比消耗得多，多餘的脂肪酸會儲存在脂肪細胞裡，當運動或饑餓時再釋放出來。

胺基酸更像是「身體的建材」，主要用於修復和構建組織，比如肌肉、皮膚、頭髮等。只有在碳水化合物和脂肪耗盡的情況下，胺基酸才會被當作能量使用。

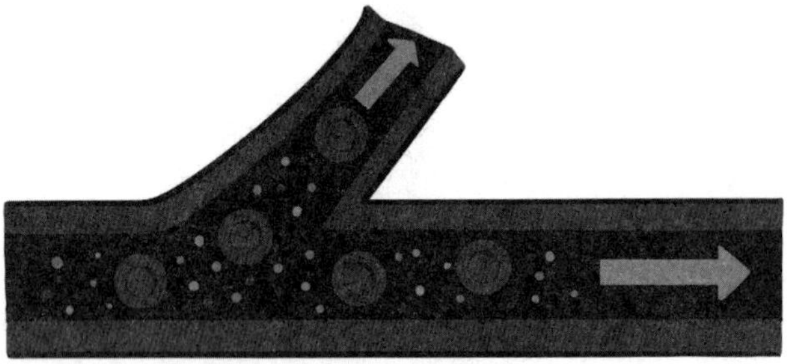

營養物質進入血液

第三步：代謝系統啟動，食物變成能量

當營養物質已經進入血液並到達細胞，真正的代謝就開始了。我們可以把代謝的過程看作一個複雜的工廠在運作，代謝過程發生在每個細胞內部——不同的化學反應會把這些營養成分變成三磷酸腺苷（ATP），這是身體的「能量貨幣」，幾乎所有細胞活動都要靠它來運轉，比如肌肉收縮、神經信號傳遞、細胞修復等等。

具體來看，一旦葡萄糖進入細胞，它會進入細胞內的「能量工廠」——粒線體。在粒線體中，葡萄糖會經過一個叫做細胞呼吸作用的過程，與氧氣結合，被「燃燒」成 ATP。這個過程釋放的能量可以直接用來支持肌肉運動、大腦思考、心臟跳動等各種生命活動。

脂肪酸進入細胞後，也會被粒線體處理。它們透過一個叫 β- 氧化作用的過程，慢慢被分解成 ATP。雖然脂肪能提供更多的能量，但這個過程比葡萄糖分解要慢一些。因此，脂肪主要是在我們休息或進行低強度運動時被燃燒，供給身體長時間的能量需求。

雖然蛋白質主要用於建造和修復身體組織，但在極端情況下（比如長期饑餓或非常劇烈的運動），身體會啟動一個叫糖質新生作用的過程，把胺基酸轉化為葡萄糖來使用。這相當於把身體的建材拆下來臨時用作燃料。不過，長期使用蛋白質來提供能量並不是健康的，因為這會導致肌肉分解、身體虛弱。

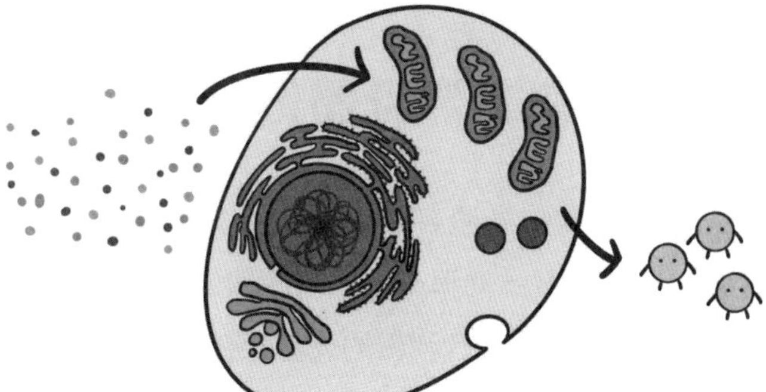

代謝系統啟動

第四步：能量的使用與儲存

當營養物質被分解成能量（ATP）後，身體會根據需要來分配這些能量。如果我們需要立即行動，比如跑步、爬樓梯、思考問題，身體會馬上利用這些 ATP。肌肉收縮、心臟跳動、大腦思維的每一步都離不開 ATP 提供的能量。

而當我們攝入的能量多於你消耗的量時，身體會把多餘的葡萄糖轉化為糖原，儲存在肝臟和肌肉中。如果糖原儲存滿了，剩下的能量就會被轉化為脂肪，儲存在脂肪細胞中，以備未來使用。

如果有一天，身體沒有攝入足夠的食物，比如在饑餓狀態或進行長時間的運動時，身體會動用儲存的糖原和脂肪。肝臟會把糖原重新分解成葡萄糖釋放到血液中，脂肪細胞則釋放脂肪酸，供身體繼續使用。

5.3 代謝速度會影響身體健康？

代謝的快慢對我們的身體有著顯著的影響，直接關係到能量水準、體重管理和健康狀況。簡單來說，代謝快的人通常會有更多的能量、更容易維持理想體重，而代謝慢的人可能會面臨一些挑戰。

顯然，代謝快的人通常能更有效率地將食物轉化為能量。這意謂著他們在日常活動中會感覺更有精力，運動時表現也更好。不容易感到疲勞，能夠更好地應對忙碌的生活。

並且，代謝快的人通常不容易發胖，因為他們的身體能迅速消耗攝入的熱量。即使偶爾吃了點高熱量的食物，身體也能迅速消耗掉，從而保持體重穩定。

代謝快的人還能更好地調節血糖水準，胰島素的反應也比較敏感。這意謂著他們在餐後不會感到疲憊或倦怠，能有效避免血糖飆升。

相反，代謝慢的人常常會感到疲憊，日常活動中的能量水準較低。他們可能覺得自己總是沒力氣，難以完成日常任務，甚至影響情緒。

此外，由於身體無法有效地消耗攝入的熱量，代謝慢的人更容易發胖。即使飲食習慣沒有改變，體重也可能逐漸上升，導致肥胖和相關健康問題。

代謝快慢怎麼看？

根據身體的情況不同，每個人代謝的速度也有所不同。如果想要評估自己的代謝水準，可以從多個方面入手。

首先是基礎代謝率，基礎代謝率（BMR）是指在靜息狀態下，維持生命所需的最低能量消耗。也就是說，基礎代謝率是身體在沒有任何活動時，所需的熱量，比如心跳、呼吸和體溫調節，通常占每日總能量消耗的 60%-70%。基礎代謝率受到許多因素的影響，主要包括年齡、性別、體重和肌肉量。

其中，隨著年齡的增長，基礎代謝率通常會降低。這是因為肌肉量隨年齡減少，而肌肉組織比脂肪組織消耗更多的能量。因此，年輕人的代謝速度通常更快。男性的基礎代謝率通常高於女性，因為男性通常擁有更多的肌肉組織。肌肉量越多，基礎代謝率就越高。體重較重的人，基礎代謝率也相對較高，因為維持身體的基本功能需要更多的能量。

除了基礎代謝率，日常活動量也是判斷代謝快慢的重要指標。我們的生活方式會顯著影響代謝水準。活動量越大，身體消耗的能量就越多，代謝自然也就越快。

特別是運動——運動不僅能提高代謝率，還能增強心肺功能和肌肉力量。進行有氧運動，比如慢跑、游泳和騎自行車，能顯著提高每日能量消耗。此外，力量訓練也能幫助增加肌肉量，提高基礎代謝率。

即使沒有進行專門的鍛鍊，日常生活中的活動也會影響代謝。比如，頻繁站立、走動、爬樓梯等，都能增加能量消耗。久坐不動的生活方式則會導致代謝減緩。

另外，飲食直接影響代謝的快慢，尤其是食物的種類和攝入量。高蛋白飲食可以提高代謝率，因為消化和代謝蛋白質需要消耗更多的能量。相比之下，簡單碳水化合物（如糖）和飽和脂肪通常不會顯著提高代謝。

規律的進餐習慣和適量的餐次也能幫助維持良好的代謝水準。過度節食或不規律的飲食會讓身體進入「節能模式」，降低代謝率。

喝水也能短暫提升代謝，特別是冷水，因為身體需要消耗能量來加熱水分。保持適當的水分攝入，不僅有利於代謝，還有助於整體健康。

除了上述因素，還有一些其他方面會影響代謝快慢。比如，荷爾蒙在代謝中扮演著重要角色，甲狀腺激素可以影響基礎代謝率，甲狀腺功能亢進症會導致代謝加快，而甲狀腺功能減退則會減緩代謝。而長期的心理壓力會導致體內荷爾蒙失衡，如皮質醇水準升高，這可能會導致體重增加和代謝減慢。

良好的睡眠對代謝也有積極影響。睡眠不足會導致胰島素敏感性降低，影響代謝。規律的作息和充足的睡眠能幫助維持健康的代謝水準。

代謝的快慢與我們的生活方式密切相關。透過瞭解基礎代謝率、日常活動量、飲食習慣以及其他影響因素，我們能夠更好地評估和管理自己的代謝水準。維持健康的代謝不僅關乎體重，更是保持整體健康和活力的重要保障。透過合理的飲食、規律的運動和良好的生活習慣，每個人都能在一定程度上提升自己的代謝率，實現健康生活。

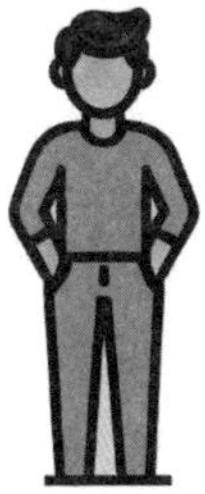

基礎代謝率

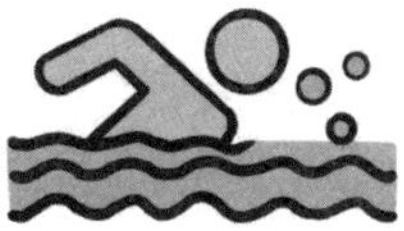

運動提高代謝

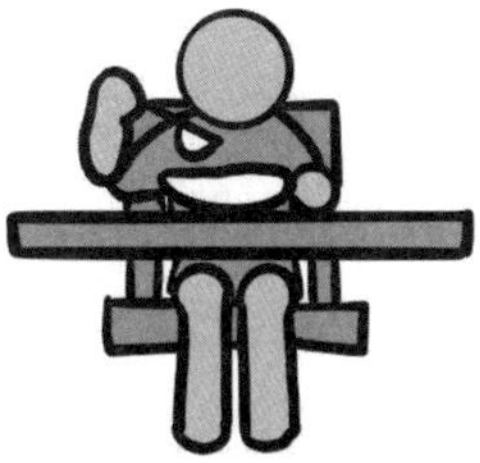

食物影響代謝

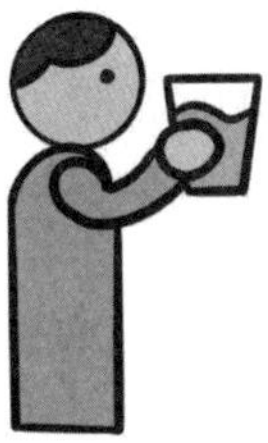

水分攝入有利代謝

5.4 糖類代謝：快速的能量供應

糖類代謝是我們身體最常見的能量供應方式，每天我們吃的米飯、麵包、馬鈴薯等食物中的碳水化合物，進入體內後會被分解成最小的糖分子——葡萄糖。

葡萄糖就像是身體的「燃料」，它透過血液運輸到身體的各個細胞，尤其是大腦和肌肉。這兩大部位特別依賴葡萄糖來維持正常功能，像大腦，幾乎每時每刻都在「燃燒」葡萄糖。它需要源源不斷的能量來幫助我們保持清醒、集中注意力、思考和做決策。

當葡萄糖進入細胞後，它會被送到細胞內部的「能量工廠」——粒線體，在這裡，葡萄糖和氧氣結合，經過複雜的化學反應，產生了三磷酸腺苷（ATP）。

當然，不是每一頓飯裡的糖都能立刻用上。當我們攝入了比身體當時需要的更多糖分時，身體會先把多餘的葡萄糖儲存起來，主要儲存在肝臟和肌肉中，形成一種叫做糖原的物質。糖原是身體的「備用電池」，當人體需要能量的時候，比如在運動或饑餓時，身體會把糖原重新分解成葡萄糖，繼續為我們提供能量。

不過，儲存糖原也是有限的，肝臟和肌肉能存的量並不多。當糖原的「倉庫」滿了，多餘的葡萄糖就會被轉化成脂肪儲存起來，堆積在脂肪細胞裡。脂肪儲存是身體為了未來能量不足時準備的「備用計畫」。但如果身體攝入的碳水化合物長期超出身體的需求，多餘的糖持續地轉化成脂肪，就會逐漸發胖。於是，脂肪堆積起來，成為能量過剩的「儲物櫃」。

糖類的這種儲存機制是我們身體的智慧，它確保了在食物不足的時候，身體還能有足夠的能量維持正常功能。但在現代社會，很多人吃的比消耗的多，長期下來，這些「多餘的能量」就變成了身體上的脂肪。這就是為什麼我們常說，攝入過多的碳水化合物會導致體重增加，尤其是那些糖分高、精細加工的食物。

總的來說，糖類代謝是身體獲取快速能量的過程。我們吃的碳水化合物首先被分解成葡萄糖，供應大腦和肌肉等重要器官。如果有多餘的糖，身體會儲存為糖原，等到需要的時候再動用。而當糖原儲存已滿，多餘的葡萄糖就會變成脂肪儲存，導致脂肪堆積。如果能保持攝入和消耗的平衡，糖類代謝就能讓身體始終充滿活力。

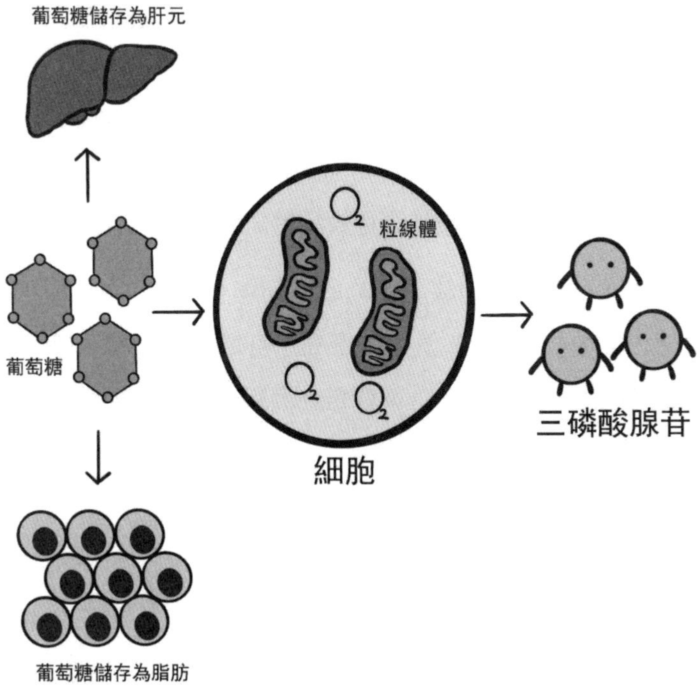

5.5 高血糖的本質：糖代謝的異常

高血糖，顧名思義，就是指血液中的糖——也就是葡萄糖的含量過高，而高血糖的本質，其實就是糖代謝的異常。換句話說，身體在處理和利用葡萄糖的過程中出現了問題，導致血糖水準一直居高不下。

我們已經知道，當我們吃下食物，尤其是碳水化合物時，身體會把這些食物分解成最小的糖分子，也就是葡萄糖，葡萄糖透過血液運輸到全身的細胞。為了讓葡萄糖順利進入細胞並被利用，胰島素在這裡發揮著關鍵的作用。胰島素就像一把鑰匙，它能打開細胞的「門」，讓葡萄糖順利進入。正常情況下，胰島素會幫忙把多餘的葡萄糖儲存起來，保持血糖在一個穩定的水準。

然而，如果身體無法有效產生足夠的胰島素，或者細胞對胰島素的作用變得遲鈍——即所謂的胰島素抗性，那麼葡萄糖就無法順利進入細胞。結果，葡萄糖只能滯留在血液中，導致血糖水準升高。這就是高血糖的核心問題：身體無法有效利用葡萄糖。

當血糖過高時，細胞缺乏足夠的葡萄糖作為能量來源，反而讓血液中的糖「堆積如山」。即便血糖很高，身體仍會覺得「餓」，因為細胞得不到它們需要的能量。這就像是你有很多錢（葡萄糖），但卻打不開銀行（細胞），沒辦法使用這些錢。這時，身體可能會發出饑餓的信號，促使你吃更多的食物，進一步加重血糖的負擔。

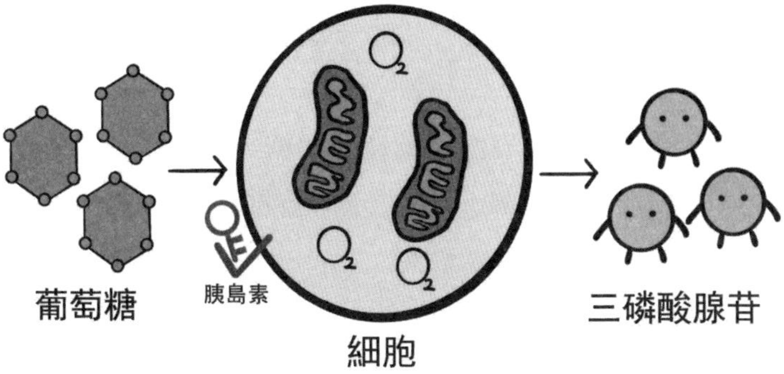

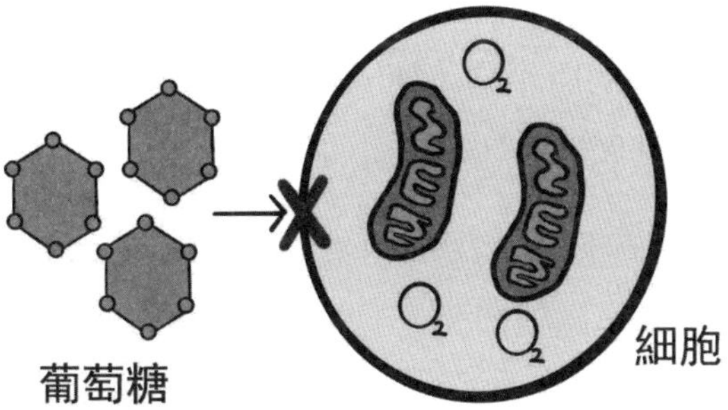

糖尿病和高血糖的密切關係

糖尿病和高血糖經常被一起提到，因為它們是密切相關的。通俗來說，糖尿病就是一種讓身體無法正常處理和控制血糖的疾病，而高血糖則是糖尿病的一個典型症狀。

在正常情況下，吃完飯後，血糖會升高，胰島素分泌增加，血糖進入細胞，血糖水準會逐漸恢復正常。然而，在糖尿病患者的身體裡，要麼身體沒有分泌足夠的胰島素，要麼身體對胰島素不敏感，無法有效利用它。無論是哪種情況，結果都是血糖無法正常進入細胞，留在血液中，滯留在血液中，血糖水準不斷升高，這就是高血糖。因此，高血糖可以說是糖尿病的「直接後果」。如果把糖尿病比作車壞了，那麼高血糖就是這輛車開不動的表現。

糖尿病患者通常會表現出持續性高血糖，而高血糖不僅是糖尿病的症狀，更是糖尿病的危害之一。長時間的高血糖會損害身體的多個系統，包括心血管、神經、腎臟等，最終導致嚴重的併發症。所以，在糖尿病的治療中，控制血糖是核心目標，防止高血糖對身體造成進一步的損害。

此外，根據病因不同，糖尿病也分為幾種類型，分別是第 1 型糖尿病、第 2 型糖尿病和妊娠糖尿病。

第 1 型糖尿病是由於胰臟不能分泌足夠的胰島素導致的，通常在青少年時期出現。這種情況下，患者需要注射胰島素來控制血糖。

第 2 型糖尿病是最常見的糖尿病類型，通常與生活方式有關，比如肥胖、缺乏運動等。第 2 型糖尿病的特點是身體對胰島素變得不敏感，胰島素雖然仍在分泌，但效果大打折扣，導致血糖難以控制。

妊娠糖尿病只在孕期發生，由於懷孕期間的激素變化，身體對胰島素的需求增加，可能導致一部分女性在懷孕時出現高血糖的情況。

高血糖有什麼危害？

長時間的高血糖會對身體造成許多危害，尤其是對血管、神經和器官的損害。

其中，高血糖對血管的影響是最為直接的。我們可以把血管想像成身體內的一條條道路，血液就像車流，葡萄糖是其中的「乘客」。

當血糖水準正常時，這些「乘客」井然有序地行駛，不會造成什麼問題。但當血糖過高，過量的葡萄糖在血管中遊蕩，時間一長就會對血管的內壁產生損傷。這些葡萄糖分子就像磨損道路的碎石，慢慢讓血管壁變得不再光滑健康，變得脆弱易損。久而久之，這種損害增加了動脈硬化、心臟病和中風的風險，因為受損的血管更容易堆積膽固醇和脂肪，形成動脈斑塊，阻礙血流，導致血管堵塞。

血糖過高還會讓神經系統陷入麻煩。長期高血糖可能導致神經損傷，這種情況被稱為糖尿病性神經病變。它最常影響的是四肢的神經，尤其是腳部。人體可能會感到刺痛、麻木，甚至喪失部分感覺，這就是高血糖對神經末梢的慢性傷害。腳部因為血液迴圈變差，傷口癒合變得困難，感染風險也大幅增加，嚴重的情況下可能會導致截肢。

此外，長期高血糖會損害眼睛內的微血管，特別是視網膜中的血管，導致糖尿病性視網膜病變。這些小血管一旦受損，視力會逐漸模糊，嚴重的可能導致失明。糖尿病患者患白內障、青光眼的風險也比普通人高得多，這些眼疾都是高血糖給眼睛帶來的慢性影響。

腎臟也是高血糖的受害器官之一。腎臟的主要功能是過濾血液，排出身體的廢物。然而，長期高血糖會損傷腎臟中的微血管，讓它們的過濾功能受到影響。這種情況被稱為糖尿病腎病，早期表現為尿液中的蛋白含量升高，病情加重時可能發展為腎功能衰竭。到了晚期，患者可能需要進行透析或者腎臟移植來維持生命。

長時間的高血糖就像是在慢慢侵蝕身體的基礎設施。它不僅會損害血管，導致心血管疾病，還會影響神經、眼睛和腎臟等重要器官的正常運作。這就是為什麼控制血糖對糖尿病患者來說至關重要，保持血糖在正常範圍內，不僅能避免這些長期的併發症，還能讓生活品質得到更好的保障。

5.6 脂肪代謝：能量的長期儲備

脂肪代謝就像身體的「長期儲蓄帳戶」，它是我們能量的「銀行」。當我們攝入的食物中含有脂肪時，身體會將這些脂肪分解成脂肪酸和甘油，然後透過血液運輸到全身的細胞。

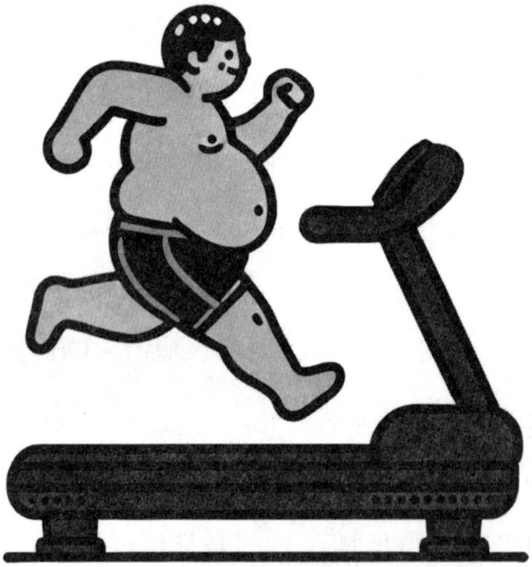

脂肪代謝

脂肪和糖類不同，脂肪並不是你吃完飯馬上就用上的「快速能量」，而是作為備用能源使用的。如果糖類是「現金支付」，脂肪就是那種「儲蓄帳戶」裡的錢，只有當你現金不夠用時，才會動用它。

脂肪在身體裡的儲存幾乎沒有限制。假設一個人吃得比身體消耗得多，比如他在吃很多高熱量的食物，但是運動量很少，消耗的能量低於攝入的能量，這時候，身體就會把多餘的能量存起來，主要以脂肪的形式儲存在脂肪細胞中。脂肪細胞就像彈性很強的氣球，它們能不斷膨脹，當身體攝入過多脂肪或熱量時，脂肪細胞就會「充氣」，變得越來越大，導致體重增加。

脂肪的存在具有重要意義。脂肪是能量的儲備力量，尤其是在我們沒有足夠食物或進行長時間運動時，身體就會動用這些儲存的脂肪。

當人體處於禁食、減肥或者長時間運動的狀態時，身體會啟動「燃燒脂肪」模式，脂肪細胞中的脂肪酸會釋放出來，進入血液，並運輸到身體的細胞內。脂肪酸就像燃料，透過一系列化學反應，最終在細胞內被分解成 ATP，也就是我們前面提到的「能量貨幣」。

不過，脂肪代謝並不是一件「快事」。想像一下，脂肪燃燒就像是你在開車跑長途旅行，它能提供穩定且持續的能量，但速度比較慢。相反，燃燒糖類更像是短途衝刺，它能迅速給我們提供能量，但持續時間較短。

因此，在短時間內的高強度運動中，比如衝刺跑、舉重，身體主要依賴的是糖類提供的快速能量。但如果是低強度、長時間的活動，比如慢跑、騎車，身體則會逐漸轉向燃燒脂肪，提供持續的能量來源。

燃燒脂肪是一個比較緩慢的過程，這也是為什麼減脂需要時間和耐心。很多人運動後期望馬上看到脂肪減少的效果，但脂肪的燃燒效率沒有糖類那麼快，需要身體逐漸適應並啟動這個「長途能源系統」。所以，進行長時間有氧運動，比如跑步或騎腳踏車，是燃燒脂肪的好方法。只不過，前提是你得保持足夠的運動時間，才能讓身體轉向脂肪燃燒模式。

因此，可以看到，脂肪是我們身體的「長期能源儲備」，它提供的能量遠比糖類高，但燃燒的速度較慢。平時我們很少馬上動用脂肪，只有當身體的糖類能源用完或進入長期運動狀態時，才會開始「取用」脂肪來提供能量。這就是為什麼長期不活動或攝入過多高熱量食物，脂肪會悄悄堆積在體內，而透過有氧運動，我們可以逐步開啟「燃燒脂肪」的模式，慢慢減掉這些儲存的能量。

5.7 肥胖是因為脂肪代謝失調

雖然脂肪是身體的重要能量來源，但這並不意謂著越多脂肪就越好。每個人都需要一定量的脂肪，因為它在提供能量、幫助吸收維生素、保護器官以及維持體溫方面扮演著關鍵角色。然而，脂肪的儲存需要保持在一個平衡點上。一旦這個平衡被打破，特別是在現代社會中，吃得多、動得少成為常態，身體消耗不了過多的能量，多餘的脂肪就會被儲存起來，最終導致肥胖。

當一個人吃的東西比身體實際需要的更多時，尤其是高熱量食物，攝入的能量會超過日常活動所需。身體會把這些多餘的能量轉化為脂肪，儲存在脂肪細胞中。這些脂肪細胞就像儲能的「電池」，可以擴展，也可以縮小。問題是，當身體長期處於攝入大於消耗的狀態，脂肪細胞會越來越大，脂肪儲存得越來越多，最終導致體重增加，甚至肥胖。

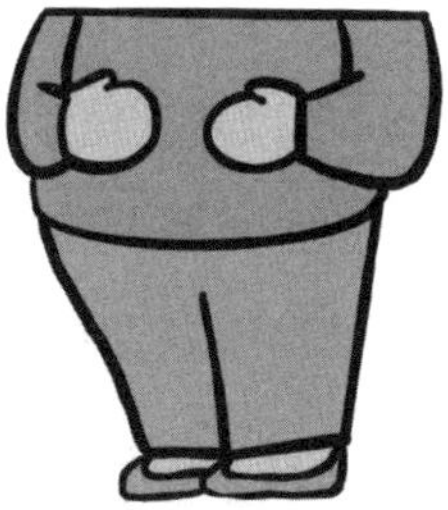

鮪魚肚

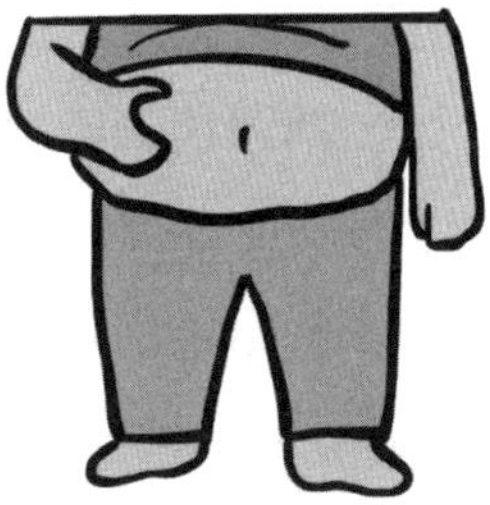

啤酒肚

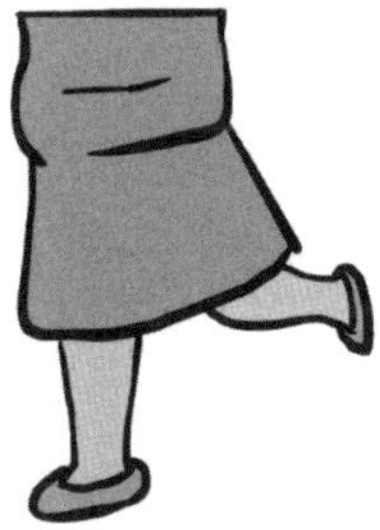

小腹肚

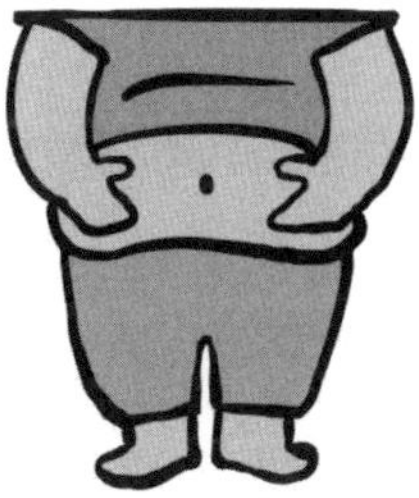

壓力肚

肥胖的核心其實就是脂肪代謝失調。正常情況下，脂肪的儲存和消耗應該處於一種動態平衡狀態。人體攝入的能量被用來支持日常活動，剩餘的部分透過運動或身體的自然代謝消耗掉。但當這種平衡被打破——吃得多，運動卻少，身體沒有足夠的機會燃燒掉這些多餘的能量，脂肪就會不斷堆積。

另外，脂肪不僅僅是一個「被動」的儲能器。它也會產生一些有害的炎症因子，這些因子會進一步破壞身體的代謝功能，比如，讓身體的胰島素作用變得不敏感，導致胰島素抗性。一旦胰島素抗性發生，身體處理糖分的能力會下降，導致血糖水準升高，進而引發第 2 型糖尿病。

因此，肥胖不僅僅是一個外表上的問題，它還與許多代謝性疾病密切相關，比如糖尿病、心臟病、高血壓等。因為肥胖的本質是脂肪代謝失調，它導致了能量的過度儲存，擾亂了身體正常的代謝功能。這也是為什麼控制體重、保持健康的飲食習慣和適量運動對維持脂肪代謝的平衡如此重要的原因。

因此，雖然脂肪是重要的能量來源，但我們需要的是適量的脂肪儲存，而不是過度的累積。透過合理的飲食和運動，保持脂肪代謝的正常運作，我們才能讓身體保持健康，避免肥胖帶來的各種健康風險。

體重指數怎麼測？

體重指數（BMI）是國際上公認的一種衡量成人肥胖程度的方法。

BMI= 體重 / 身高的平方（國際單位 kg/m^2），BMI≥24 為超重，BMI≥28 為肥胖。

肥胖分級	BMI
過輕	<18.5 kg/m^2
正常	18.5~23.9 kg/m^2
超重	24.0~27.9 kg/m^2
肥胖	>28.0 kg/m^2

但是 BMI 不能完全反映我們真實的體重，因為 BMI 沒有辦法區分脂肪和非脂肪組織，有調查發現，BMI 正常的人中，實際上體脂含量的差別非常大，男性從 5.6% 到 31.2%，女性從 4.6% 到 51.1%。

所以，BMI 在正常區間的人，還可以再量一量腰圍。簡單來說，腰圍就是腰部最細的地方，臀圍就是臀部最粗的地方，然後拿腰圍除以臀圍，這就是我們的腰臀比。

如果女性腰臀比 ＞ 0.8，或腰圍 ＞ 85 公分；男性腰臀比 ＞ 0.9，或腰圍 ＞ 90 公分，那就千萬要注意了，因為這種就是典型的中心性肥胖。

肥胖分級	腰圍
正常	男 < 90cm 女 < 85cm
中心性肥胖	男 ≥ 90cm 女 ≥ 85cm

5.8 皮下脂肪 VS 內臟脂肪

皮下脂肪和內臟脂肪是兩種不同類型的脂肪，它們不僅儲存的位置不同，對健康的影響也有所區別。

皮下脂肪是指儲存在皮膚下方的脂肪組織，我們可以很容易地摸到。比如，捏起肚子上的肉，捏到的就是皮下脂肪。它是身體對多餘能量的自然儲存方式之一，在一定程度上起著保溫、防護和緩衝作用。皮下脂肪讓我們的皮膚看起來更有彈性，也讓身體在碰撞時有些「緩衝墊」，保護肌肉和骨骼。不過，過多的皮下脂肪會讓人顯得肥胖，尤其是容易堆積在腹部、大腿、臀部這些部位。

內臟脂肪則完全不同。它位於腹腔深處，緊緊包圍在肝臟、胰臟、腸道等重要器官周圍。內臟脂肪不像皮下脂肪那樣容易看到和摸到，但它對健康的影響要大得多。過多的內臟脂肪會讓器官「負擔過重」，干擾它們的正常功能，甚至會導致心臟病、第 2 型糖尿病、高血壓等嚴重疾病。

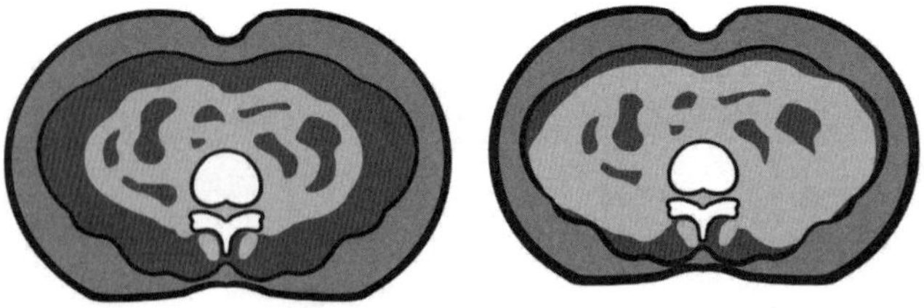

皮下脂肪　　內臟脂肪

被內臟脂肪打亂的激素分泌

內臟脂肪的堆積糟糕的地方在於，這會帶來激素分泌的紊亂，結果就是很多代謝病找上門來。

傳統觀念認為，脂肪只是儲存能量的地方，但現代醫學研究發現，脂肪組織尤其是內臟脂肪，能夠分泌多種激素和細胞激素，這些物質在體內具有廣泛的生理功能。而當內臟脂肪過多時，這些激素和化學信使的分泌量就會發生變化，導致體內激素平衡被打破，從而引發一系列代謝問題。

實際上，內臟脂肪過多時，脂肪細胞會分泌大量的炎症因子，比如腫瘤壞死因子 - α（TNF- α）、白血球介素 -6（IL-6）。這些炎症因子會進入血液迴圈，導致全身性炎症反應。全身性的炎症反應會讓血液中會充滿炎性因子，這些物質會侵蝕和破壞血管壁。長時間的炎症會讓血管變得不再光滑，血管內壁會堆積脂質和其他物質，導致動脈硬化。硬化的血管彈性變差，血液流動受阻，增加了心臟病和中風的風險。

此外，內臟脂肪還會干擾皮質醇的分泌。皮質醇是一種由腎上腺分泌的應激激素。皮質醇之所以被稱為「應激激素」，因為它在我們應對壓力時會大量分泌。短期內，皮質醇有助於身體應對緊急情況，但長期高水準的皮質醇則會對身體造成多方面的負面影響。

長期處於高壓力狀態下，身體會持續分泌高水準的皮質醇，而如果身體的內臟脂肪太多，內臟脂肪還會進一步促進皮質醇的分泌。這就像是你本來已經有點焦慮，皮質醇水準已經夠高了，結果內臟脂肪不斷「推波助瀾」，讓身體的壓力系統始終處於高負荷狀態。

皮質醇分泌越多，身體就會儲存更多的脂肪，特別是在腹部。壓力越大，脂肪堆積越多，這就是為什麼很多人在壓力大的時候容易於腹部發胖。內臟脂肪和皮質醇形成了一個惡性循環，你的壓力和你的腰圍在互相「激勵」著對方。長期高水準的皮質醇會導致多種健康問題，除了進一步加劇肥胖外，還會導致肌肉萎縮、免疫功能下降等等。

除了皮質醇，內臟脂肪過多還會影響性激素的平衡，特別是雌激素和睪固酮的水準。在女性中，內臟脂肪過多會導致雌激素水準的變化：脂肪組織能夠轉化雄激素為雌激素，內臟脂肪過多會導致體內雌激素水準過高，而高雌激素水準與多囊卵巢症（PCOS）有關，多囊卵巢症就是一種常見的內分泌失調疾病。雌激素水準的不平衡會增加乳腺癌和子宮內膜癌的風險，同時也會影響骨密度，增加骨質疏鬆的風險。在男性中，內臟脂肪過多會導致睪固酮水準下降。因為內臟脂肪過多會增加芳香化酶的活性，將睪固酮轉化為雌激素，導致睪固酮水準下降。

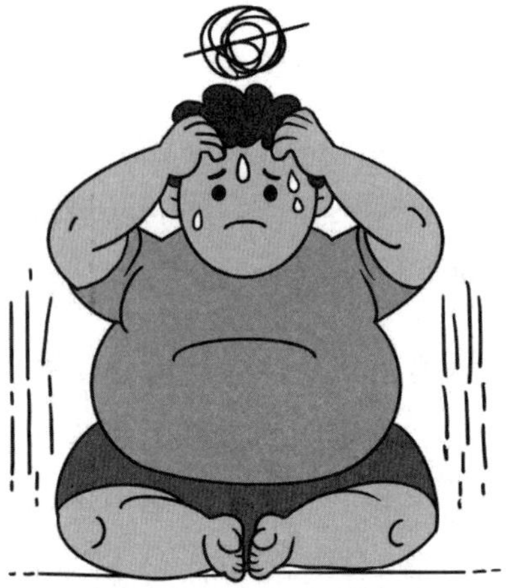

皮質醇分泌帶來壓力

肆無忌憚的自由脂肪酸

脂肪酸是脂類分子的基本組成部分，當我們攝入食物後，身體會將多餘的能量以脂肪的形式儲存起來，主要存在於脂肪組織中。脂肪組織中的脂肪酸在需要能量時，會被釋放到血液中，供身體各個器官使用。這些被釋放到血液中的脂肪酸，就叫做自由脂肪酸（FFA）。

在正常情況下，自由脂肪酸在體內扮演著重要的角色，幫助我們維持正常的生理功能。但如果內臟脂肪過多時，脂肪細胞就會不斷釋放自由脂肪酸，導致自由脂肪酸大量湧入血液中，這時候，自由脂肪酸就會在體內「亂竄」，導致各種健康問題。

自由脂肪酸進入血液後，首先受到影響的器官就是肝臟。肝臟是體內的「加工廠」，負責處理各種代謝產物，當自由脂肪酸大量湧入時，肝臟必須加班加點來處理這些東西。

但是，肝臟的處理能力是有限的，長期過量的自由脂肪酸會讓肝臟不堪重負，逐漸在肝細胞內堆積，形成脂肪肝。脂肪肝不只是肝臟表面「變胖」，它還會影響肝臟的正常功能，妨礙肝臟處理其他代謝產物，進而可能引發肝炎。如果不加以控制，脂肪肝還可能進一步發展成肝硬化，甚至肝癌。脂肪肝本質上就是肝臟細胞內充滿了脂肪，導致細胞無法正常工作。

自由脂肪酸不僅僅會影響肝臟，它們在血液中的高濃度還會對心血管系統造成負擔。自由脂肪酸會在血管壁上沉積，導致血管內皮受損，形成動脈粥樣硬化。動脈粥樣硬化簡單來說就是血管「堵住了」，血流不暢，心臟需要更努力地工作才能保證身體各部分的血液供應。當動脈粥樣硬化嚴重時，血管變窄甚至完全堵塞，導致心臟無法正常供血，最終引發心臟病或中風。

除了肝臟和心血管系統，自由脂肪酸還會影響身體的其他器官和系統。比如，自由脂肪酸過量會干擾胰島素的作用，導致胰島素抗性，增加第 2 型糖尿病的風險。此外，自由脂肪酸還可能引發炎症反應，進一步加重身體的代謝負擔。長期高水準的自由脂肪酸會增加腎臟的負擔，導致腎臟功能受損。腎臟是負責過濾血液中廢物和多餘物質的重要器官，自由脂肪酸的過量累積會損害腎臟的過濾功能，增加患慢性腎病的風險。

5.9 蛋白質代謝：建材與備用能量

蛋白質就像是我們身體的「建築材料」——無論是肌肉、皮膚、器官，還是頭髮，身體的許多重要結構都離不開蛋白質。它不僅幫我們維持外在的形態，還在幕後扮演著更重要的角色，比如修復組織、製造酶和激素，甚至幫助我們的免疫系統正常運作。

不過，雖然蛋白質能量豐富，它並不是身體的首選燃料，只有在「非常時期」，也就是碳水化合物和脂肪供應不足的情況下，身體才會將蛋白質當作備用能量來使用。

具體來看，當你吃下含有蛋白質的食物，比如肉類、魚類、豆類時，消化系統會把這些蛋白質分解成最小的單位，也就是胺基酸。不同胺基酸，可以組合成不同蛋白質，基於這些蛋白質，身體就可以修復受損的肌肉，建造新的組織，甚至製造各種重要的酶和激素。

胺基酸的用途非常廣泛，除了維持我們的肌肉和器官健康，它們還是各種酶、激素和抗體的「原材料」。這些酶負責催化身體裡的各種化學反應，幫助我們消化食物、合成重要物質，而激素則調節從生長到代謝等各種生命活動。抗體則是我們免疫系統的守護者，幫助身體抵禦病菌的入侵。可以說，蛋白質讓我們的身體在外在與內在都保持正常運轉。

不過，如果我們的身體缺乏其他主要的能量來源時，比如在長時間的饑餓狀態下，或者正進行非常劇烈的運動，身體可能會被迫啟動「備用能量計畫」，開始分解蛋白質。這時候，胺基酸不再主要用於修復肌肉或製造酶，而是透過一種叫糖質新生作用的過程被轉化為葡萄糖，來為身體提供能量。

這個時候，蛋白質實際上扮演了「燃料」的角色，而不是建材。這也是為什麼長時間的饑餓、極端節食或過度運動可能會導致肌肉流失的原因。當碳水化合物和脂肪供應不足時，身體會把肌肉中的蛋白質分解掉，變成能量來維持生命活動。對於那些極度節食的人來說，身體不僅會消耗脂肪，甚至會分解肌肉，來「燃燒」掉裡面的蛋白質維持生存。這種情況下，雖然可能會體重下降，但往往是以犧牲肌肉為代價的。

所以，總的來說，蛋白質的主要任務是建造和修復，但它在極端情況下也能成為「備用電池」，為我們提供能量。正因如此，保持平衡的飲食，確保碳水化合物、脂肪和蛋白質攝入適量，才能讓身體在正常情況下不動用寶貴的「建築材料」去當作能量來消耗。如果我們希望保持健康的肌肉和身體結構，保證蛋白質攝入足夠，同時避免長時間的饑餓和極端節食是非常重要的。

糖質新生是怎麼發生的？

糖質新生這個聽起來有些複雜的詞，實際上是一個非常重要的身體機制。

糖質新生（Gluconeogenesis）的意思就是透過不同的途徑製造新的葡萄糖。當身體的碳水化合物（比如糖類）供應不足時，身體會啟動這個機制，從其他非糖類物質（比如蛋白質和脂肪的分解產物）中「生出」葡萄糖，確保維持正常的血糖水準。

正常情況下，我們的身體依賴碳水化合物來供應能量。當我們吃米飯、麵包、糖果等食物時，這些碳水化合物會被分解成葡萄糖進入血液，提供能量。葡萄糖是身體的重要「燃料」，尤其是大腦，它需要大量的葡萄糖來支援思考、記憶等活動。但是，如果人體長時間沒有吃東西，或者碳水化合物攝入不足時，血糖水準就會下降。這時，身體必須尋找其他方法來維持血糖水準，這就是糖質新生的任務。

糖質新生主要發生在肝臟，也可以在腎臟中進行。這個過程透過將非糖類物質轉化為葡萄糖，確保血糖水準不會因為沒有食物而過度下降。那麼，身體究竟是如何「變魔法」般地從其他物質中製造出糖呢？

具體來看，當身體需要更多的葡萄糖時，首先會動用肌肉中的蛋白質。蛋白質是由胺基酸組成的，胺基酸可以透過糖質新生途徑轉化為葡萄糖。這個過程有點像拆解一個樂高積木，身體會把蛋白質「拆」成最小的胺基酸單位，然後再透過一系列化學反應，把這些胺基酸變成葡萄糖，供給大腦和其他重要器官使用。

脂肪通常不是糖質新生的首選材料，但在極端條件下，比如饑餓或極端節食時，身體也會透過分解脂肪來製造葡萄糖。脂肪分解產生的甘油可以參與糖質新生途徑，幫助生成葡萄糖。這種方式可以幫助身體在長時間沒有碳水化合物攝入的情況下，維持血糖水準。

另外，乳酸的迴圈利用也是糖質新生的一種途徑，人體運動時，尤其是劇烈運動，身體會產生大量的乳酸。乳酸通常會被認為是疲勞的來源，但實際上，身體可以利用乳酸透過糖質新生再生成葡萄糖。

這就是所謂的科里循環，它幫助身體在高強度運動後「回收」乳酸，重新利用它來產生葡萄糖。

糖質新生之所以如此重要，是因為它能夠確保身體在沒有食物時，尤其是碳水化合物不足的情況下，依然維持正常的血糖水準。舉個例子，一個人在饑餓狀態下時，身體沒有從食物中獲得足夠的糖類能量，如果沒有糖質新生機制，血糖會降得很低，大腦和肌肉就無法正常工作，最終會導致嚴重的問題，比如昏迷甚至死亡。

當然，雖然糖質新生可以透過分解蛋白質、脂肪和乳酸來製造葡萄糖，但這種機制並不是我們日常生活中最理想的能量來源方式。平時保持均衡的飲食，攝入足夠的碳水化合物和其他營養素，才能讓身體在不必依賴糖質新生的情況下正常運轉，保持健康。

5.10 蛋白質代謝異常時，身體會發生什麼？

蛋白質是我們身體的重要「建材」，從肌肉、皮膚到內臟器官，蛋白質幾乎參與了身體每一個角落的建構和修復。如果蛋白質代謝出現問題，身體就像一個施工不良的建築工地，導致各種健康問題。

蛋白質代謝異常簡單來說就是，身體無法正常處理、利用或儲存蛋白質。這種情況可能是因為蛋白質攝入不足、消化吸收出了問題，或者身體不能有效地利用已經吸收的蛋白質。蛋白質對維持身體健康至關重要，它不僅提供能量，還負責修復組織、製造激素和酶，支援免疫系統的正常工作。

當蛋白質代謝失調時，最直接的後果就是身體無法獲得足夠的蛋白質來維持正常功能。結果就是，身體會優先保證生命必要的器官和系統的運轉，比如心臟、大腦等，而其他次要部分，比如肌肉和皮膚，就會變得脆弱。

營養不良是蛋白質代謝異常引發的典型問題之一，尤其在蛋白質攝入不足時最為常見。營養不良不僅僅是「吃得不夠」，還可能是由於消化不良或吸收不良引起的，導致身體無法獲得足夠的營養來支撐日常活動。

當一個人攝入的蛋白質不足時，身體的修復機制會變得遲緩。舉個例子，假設你的身體是一個房子，蛋白質就是用來修補房子的小工匠。當蛋白質不足時，這些「工匠」就沒辦法及時修復身體的損傷，比如肌肉的微小撕裂、受損的皮膚細胞等。長期下去，身體的免疫功能會減弱，皮膚、頭髮、指甲也會變得脆弱。

嚴重的蛋白質營養不良會導致水腫，因為蛋白質還負責維持血液中的滲透壓。當血液中的蛋白質含量過低時，液體會從血管中滲出到組織間隙，導致四肢和面部出現水腫。這種情況在一些極度貧困地區或極端節食的人群中尤為明顯。

肌肉萎縮是蛋白質代謝異常的另一個常見後果，尤其是在長時間蛋白質攝入不足或消耗過多的情況下。肌肉的主要成分就是蛋白質，當身體無法獲得足夠的蛋白質時，身體就會開始分解肌肉中的蛋白質來維持其他更重要的生理功能，比如心臟的運作或大腦的功能。

想像一下，如果一個人每天都在消耗身體裡的「存量」，但卻沒有足夠的蛋白質補充，肌肉就會越來越小，力量也會逐漸減弱。這種情況常見於老年人、長期臥床病人或一些重病患者。肌肉萎縮不僅會讓人看起來瘦弱無力，日常生活中的簡單動作，比如走路、站立，甚至抬手都會變得困難。

預防蛋白質代謝異常的關鍵在於合理攝入足夠的蛋白質，並確保身體能夠有效吸收和利用這些蛋白質。日常飲食中，富含蛋白質的食物包括肉類、魚類、蛋類、乳製品、豆類、堅果等。無論是從植物還是動物來源，都能為身體提供優質的蛋白質。

對於一些容易出現蛋白質代謝問題的人群，比如老年人、病人、長期不運動的人，適量增加蛋白質的攝入和保持一定的運動量對保持肌肉品質非常重要。因為運動不僅能刺激肌肉生長，還能改善蛋白質的吸收和利用效率。

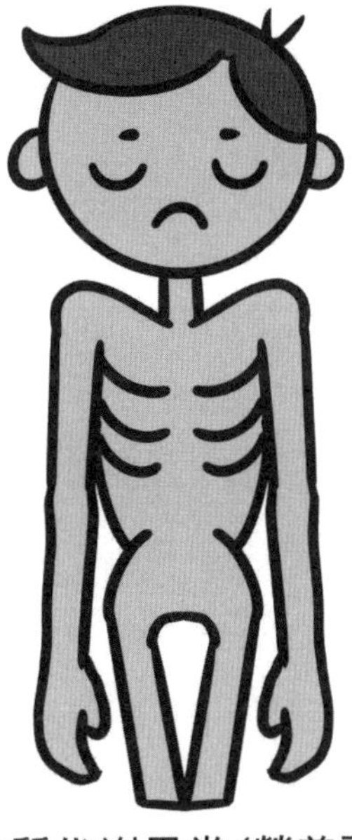

蛋白質代謝異常（營養不良）

5.11 代謝症候群：多重代謝失調的組合拳

代謝症候群這個詞聽起來有點陌生，但其實它離我們的日常生活並不遙遠。

顧名思義，代謝症候群有點像一個綜合症狀，它並不是某種單一的疾病，而是多個健康問題疊加在一起。肥胖、血糖高、血壓高、血脂異常這些問題看似獨立，但實際上它們常常互相影響，一起「作亂」，最終對身體造成更大的傷害。如果這些問題中的三項或更多同時出現在一個人身上，那麼這個人就可能被診斷為代謝症候群。

為什麼代謝症候群這麼危險呢？簡單來說，它讓你的心臟、血管和代謝系統都處於極大的壓力之下。長期來看，代謝症候群的人患心臟病和中風的機率大幅增加，糖尿病的風險也急劇上升。更糟糕的是，代謝症候群往往在早期沒有明顯的症狀，很多人甚至都不知道自己已經陷入了這個「健康陷阱」。

先來說說肥胖，尤其是腹部肥胖。很多人以為胖就是體重超標，但其實最危險的不是全身均勻的胖，而是集中在腹部的脂肪。比如「蘋果型身材」，這就是典型的腹部肥胖。脂肪堆積在腹部不僅僅是外觀的問題，最嚴重的是內臟脂肪。這些脂肪包裹在肝臟、胰臟、腸道等重要器官周圍，影響它們的正常功能。研究發現，內臟脂肪過多會讓身體的代謝系統失去平衡，導致一系列健康問題。

接下來是血糖異常。高血糖是代謝症候群的另一個重要標誌。我們平時吃的食物，尤其是碳水化合物，會被分解成葡萄糖進入血液，為身體提供能量。但如果血糖水準持續過高，就會讓胰島素這個調控血糖的「鑰匙」失效，細胞對胰島素的反應變得遲鈍，這就是所謂的胰島素抗性。胰島素抗性不僅讓血糖難以控制，還會讓身體陷入惡性循環，進一步加重肥胖、血脂異常等問題。

高血壓是代謝症候群的第三個關鍵因素。血壓高的人，心臟和血管承受的壓力比正常人要大得多。就像是一根橡皮管長期承受高壓水流，管壁會變得越來越脆弱，最終可能導致管道破裂。高血壓就是這樣，它會增加心臟病和中風的風險，尤其是當它與高血糖和高脂血症一起存在時，危險性更高。

代謝症候群的四大表現

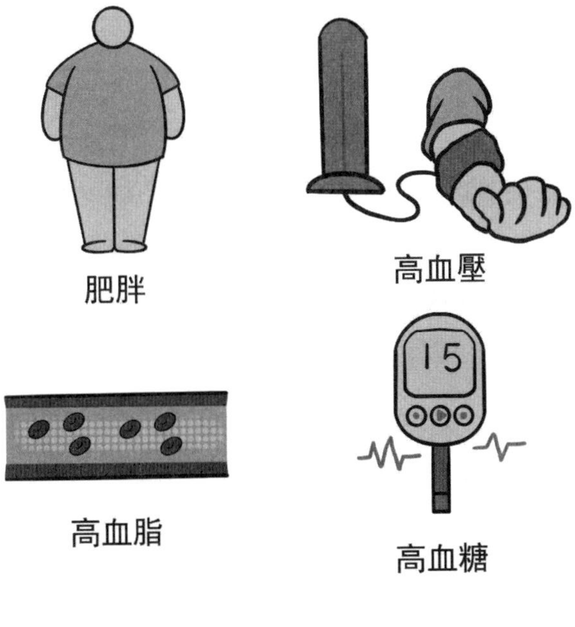

代謝症候群中的一個重要表現是甘油三酯水準升高和 HDL 膽固醇水準下降。甘油三酯是血液中的一種脂肪，水準過高會增加動脈硬化的風險。動脈硬化就像是血管裡積滿了垃圾，血液流通不暢，心臟供血減少，最終可能導致心臟病發作。而 HDL 膽固醇則是我們通常所說的「好膽固醇」，它負責清除血液中的壞膽固醇。如果 HDL 水準太低，壞膽固醇就容易在動脈壁上堆積，進一步增加心臟病的風險。

代謝症候群的背後推手

代謝症候群是怎麼發生的呢？它的成因其實和我們的生活方式密切相關。久坐不動、飲食不健康、壓力大，這些都是代謝問題的推手。

首先，現代人攝入的高熱量、高糖、高脂肪食物大幅超出了身體的需求。我們吃的太多，動的太少，結果就是多餘的能量被身體儲存為脂肪，尤其是堆積在腹部的脂肪。這些脂肪不僅增加了體重，還會分泌一些炎症因子，干擾胰島素的正常工作，導致胰島素抗性。

再加上長期缺乏運動，身體的能量消耗減少，代謝變得越來越慢，脂肪堆積得更多。運動不僅有助於消耗能量，還能改善胰島素的敏感性，讓身體更好地利用血糖。如果缺乏運動，不僅容易發胖，還會加速代謝症候群的發展。

除了生活方式，遺傳因素也在代謝症候群中扮演著重要角色。如果你的家族中有糖尿病、高血壓或心臟病的病史，那麼患代謝症候群的風險也會更高。這並不是說註定會得這些病，但這意謂著更需要關注自己的生活習慣和健康狀況。

雖然代謝症候群看起來是個複雜的問題，但好消息是，透過改善生活方式，很多代謝問題是可以預防和控制的。控制體重是關鍵。特別是腹部脂肪的減少，可以顯著降低患代謝症候群的風險。即使只是減少 5% 到 10% 的體重，都會對改善血糖、血壓和血脂產生積極影響。

飲食方面，選擇健康的食物是重要的一步。減少攝入高糖、高脂肪的食物，增加蔬菜、水果、全穀物和優質蛋白質的攝入，可以幫助平衡血糖和血脂。儘量避免含糖飲料和精製碳水化合物，它們會迅速提高血糖，增加胰島素抗性的風險。相反，多吃富含纖維的食物，可以幫助控制血糖，同時也有助於減肥。

運動也是預防和改善代謝症候群的有效手段。我們不需要成為健身房常客，哪怕只是每天快走 30 分鐘，也能對改善胰島素敏感性、降低血壓和減輕體重產生顯著效果。定期的有氧運動，比如跑步、騎車、游泳，都有助於增強心肺功能，同時幫助身體更好地利用脂肪作為能量來源。

除了飲食和運動，保持心理健康同樣重要。長期的壓力會導致體內的激素失衡，特別是皮質醇水準升高，這會促進腹部脂肪的堆積，並加重胰島素抗性。因此，學會管理壓力，找到合適的放鬆方式，比如冥想、瑜伽或者與朋友家人互動，對身體和心理的健康都有幫助。

最後，定期檢查自己的健康指標是預防代謝症候群的重要步驟。透過定期測量血壓、血糖和血脂水準，瞭解自己的健康狀況，可以做到早發現早干預。許多代謝問題在早期並不會表現出明顯的症狀，但如果能及時發現問題，採取正確的生活方式調整，就可以避免代謝症候群帶來的長期健康風險。

總之，代謝症候群並不可怕，它更像是身體發出的一個警告，提醒我們要更加關注自己的生活習慣和健康狀況。透過合理的飲食、適量的運動和健康的心理狀態，我們完全可以逆轉代謝症候群的影響，重新掌控自己的健康。

6

CHAPTER

慢性炎症的真面目

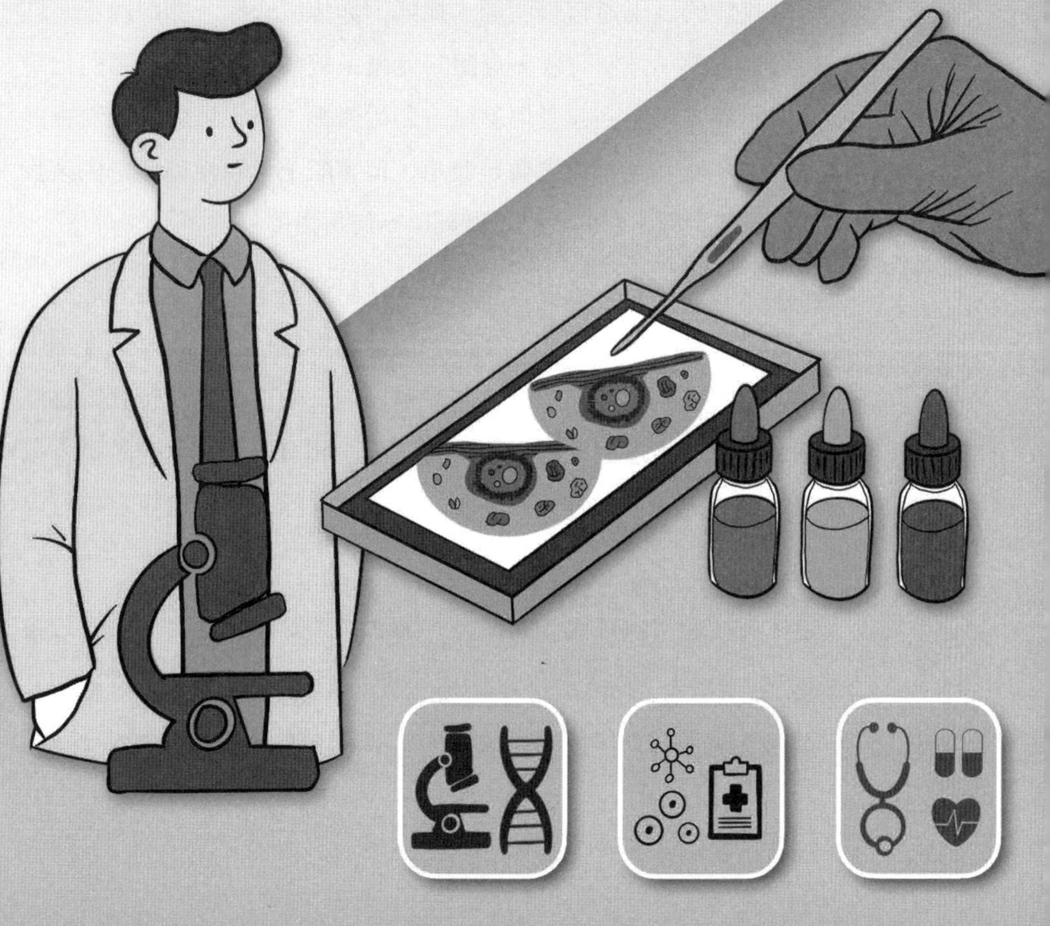

6.1「好」炎症和「壞」炎症

炎症是身體的一種反應，它就像是我們身體的「警報系統」。當身體受到傷害、感染或其他刺激時，炎症會迅速啟動，幫助我們抵禦外來的威脅。可以把炎症想像成一個勇敢的消防隊，當火災發生時，他們會立刻趕到現場，盡全力撲滅火焰，保護我們寶貴的財產。

炎症通常可以分為急性炎症和慢性炎症。急性炎症就像是突發的火災，來得快、去得也快；而慢性炎症則更像是長期存在的隱患，不易察覺，但如果不加以控制，可能會造成嚴重後果。

急性炎症的表現通常很明顯。比如，你摔了一跤，腳踝腫了、紅了，還可能發熱。這個時候，身體的免疫系統會自動釋放一系列化學物質，吸引免疫細胞到達受傷區域，開始修復工作。這就是急性炎症的典型反應。雖然這聽起來像是壞事，但實際上，急性炎症是保護我們身體的重要過程，幫助我們抵禦感染、修復損傷。

那麼，急性炎症的過程是怎樣的呢？舉個例子，當你切到手指，身體會迅速作出反應。首先，受傷的部位會釋放信號，召喚免疫細胞來支援。這些細胞會增加血液流向受傷區域，使得細胞和營養物質能更快地到達那裡。這個過程可能會導致腫脹和發紅，甚至有時還會感到疼痛。雖然這些症狀讓人不舒服，但它們實際上是身體正在進行自我修復的標誌。

急性炎症通常會在幾天內好轉，隨著受傷區域的癒合，炎症也會逐漸消退。身體的免疫系統會在這時停止發出警報，恢復到正常狀態。急性炎症的例子還有很多，比如感冒時發燒、扭傷時的腫脹，這些都是身體對外界刺激的自然反應。

然而，如果炎症沒有得到及時解決，或者身體長期處於一種被啟動的狀態，就會轉變為慢性炎症。慢性炎症就像是一直在燃燒的餘火，雖然表面上看起來平靜，但實際上，它可能在悄悄地損害我們的身體。

慢性炎症的誘因有很多，比如長期的不健康飲食、缺乏鍛鍊、抽菸、長期接觸有害物質，甚至是心理壓力。特別是當身體受到長期的壓力和刺激時，免疫系統會不斷地處於「戰鬥」狀態，釋放出大量的炎症介質。這些介質本應幫助身體對抗感染和損傷，但當它們長期處於高水準時，就會對正常細胞造成損害，甚至導致細胞的死亡。這種情況下，身體的「自我保護」反而變成了「自我傷害」。

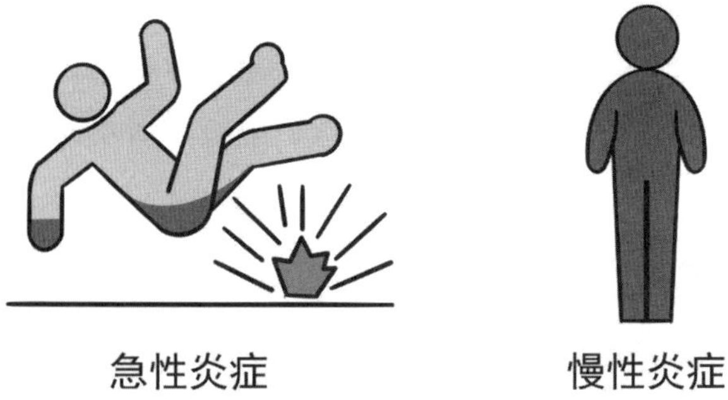

慢性炎症的表現常常不如急性炎症明顯，可能只是一些模糊的症狀，比如疲勞、輕微的疼痛、消化不良等，很多人可能會忽視這些症狀，認為它們是生活中的小問題。然而，慢性炎症對健康的影響可大可小，它與許多疾病密切相關，包括心臟病、糖尿病、關節炎、甚至

某些癌症。慢性炎症會持續破壞身體的組織，導致免疫系統的功能下降，進而影響到身體的各個方面。

打個比方，想像一下，我們的身體像是一座工廠，工人們在努力地工作。當工廠的機器出現故障時，工人們會加倍努力進行修理，但如果問題得不到解決，工人們就會疲憊不堪，最終影響生產效率。慢性炎症就像是工廠中持續的故障，雖然工人們拼命工作，但長期的壓力會導致生產品質下降，甚至整個工廠面臨停產的危險。

發燒也是炎症的表現？

發燒是很多疾病最常見的症狀之一。首先，我們要知道的是，發燒並不是一種疾病，而是身體的一種防禦機制，是急性炎症的一種表現。雖然發燒讓我們感到不舒服，但它實際上是身體自我保護的一部分。

當我們感染了細菌、病毒或者其他病原體時，身體的免疫系統會立刻發出警報。免疫細胞會檢測到這些入侵者，隨後釋放一些叫做「細胞激素」的化學物質。這些細胞激素就像是急救車，快速地把資訊傳遞給全身，提醒身體做好戰鬥準備。

細胞激素不僅能召喚更多的免疫細胞來增強防禦，還會對我們的體溫調節中心——下視丘下達指令。下視丘是大腦中的一個小區域，負責調控我們的體溫。它就像是一個溫度調節器，平時我們的體溫保持在攝氏 37 度左右。但當下視丘收到來自免疫系統的信號時，它會將「正常」體溫的設定值調高，比如提升到攝氏 38 度、攝氏 39 度甚至更高。這樣一來，身體就會開始發燒。

那麼，發燒有什麼好處呢？其實，發燒是一種非常有效的防禦機制。當體溫升高時，病原體的生存環境變得不那麼友好。許多細菌和病毒在高溫下不容易繁殖，甚至會被直接殺死。此外，升高的體溫還可以加速免疫反應，增強免疫細胞的活性，讓身體更快速地識別並消滅入侵者。

不過，發燒並不是一件毫無代價的事情。雖然短期的發燒是身體的自我保護，但如果體溫過高，可能會對身體造成負擔。高燒可能導致脫水、疲憊，甚至在極端情況下引發熱痙攣。因此，保持適度的發燒是重要的，而一旦體溫過高，就需要採取措施來降溫。

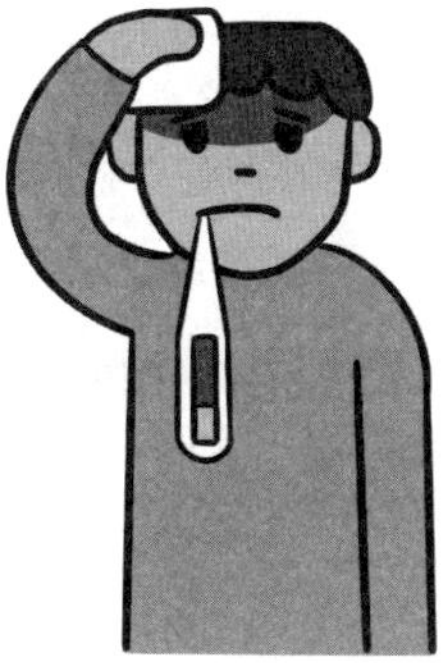

不同類型的發燒也可以提供不同的資訊。例如，低燒（體溫略高於 37 度）可能意謂著身體正在輕微對抗某種感染，而高燒（超過 39 度）可能是身體正在進行激烈的戰鬥。這時，觀察其他症狀也很重要，比如頭痛、全身酸痛、咳嗽等，這些症狀能幫助我們更好地瞭解身體的狀況。

總而言之，發燒是我們身體自我保護的一種重要反應。它表明我們的免疫系統正在努力工作，試圖消滅入侵的病原體。儘管發燒帶來了不適，但我們不應該過於恐慌，而是應當理解這是身體在打仗的表現，適時關注並採取相應措施，確保身體的健康和安全。

6.2 不可忽視的慢性炎症

慢性炎症的機制複雜且多樣，通常涉及多種細胞類型和分子途徑。這個過程可以分為初始階段、維持階段和解決階段。

在初始階段，炎症反應由持續性的低度刺激或感染引發，免疫系統會釋放一系列炎症介質，比如細胞激素和化學趨化因子，吸引免疫細胞到達炎症部位。

維持階段是炎症反應得以持續並不斷增強的過程，在這一階段，巨噬細胞、T 細胞等免疫細胞在炎症部位聚集並釋放更多的炎症介質。這些介質不僅破壞病原體，還可能損傷健康的組織，導致組織結構和功能的改變。持續的炎症反應會導致纖維化，即組織中的纖維組織增生，加劇組織損傷。

理想情況下，解決階段應該是炎症反應的終結，受損組織逐漸癒合，炎症反應也會逐漸消退。然而，在慢性炎症的情況下，這一階段往往不能正常進行，炎症反應持續存在，最後導致了慢性疾病的發生和發展。

慢性炎症可以由多種因素引起。慢性感染是常見原因之一，一些病毒和細菌會在體內長期存在，持續引發炎症反應。比如幽門螺旋桿菌，它可以引起胃炎和胃潰瘍，甚至可能導致胃癌。另一個常見原因是自身免疫反應。當免疫系統誤把自己身體的組織當作敵人進行攻擊時，就會引發慢性炎症。

生活型態與環境因子也扮演著重要角色。抽菸、不健康的飲食、缺乏運動以及環境污染都可能引發或加重慢性炎症。這些因素會持續刺激免疫系統，使其一直處於啟動狀態，釋放炎症介質。

慢性炎症的發病慢、時間長，就像沒有被完全撲滅的火種，最初並不會讓你有任何不適的症狀，但正因為它不易察覺，容易被忽視，以致不會採取任何有效處理措施。任由慢性炎症發展，火種就會再度復燃，給身體帶來嚴重損傷。

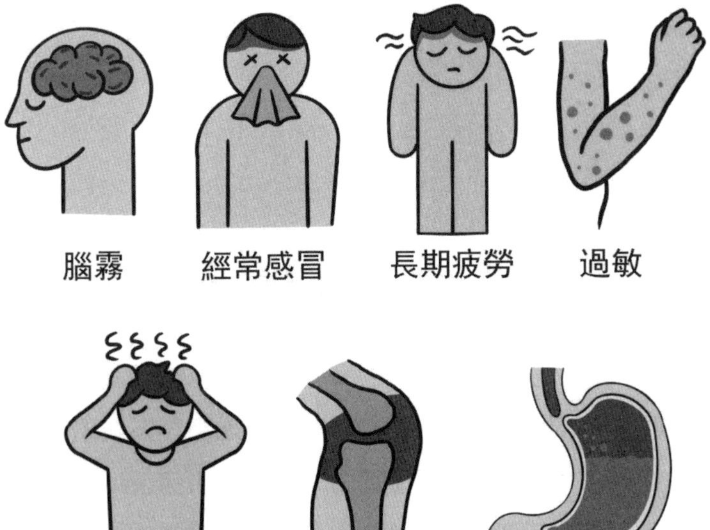

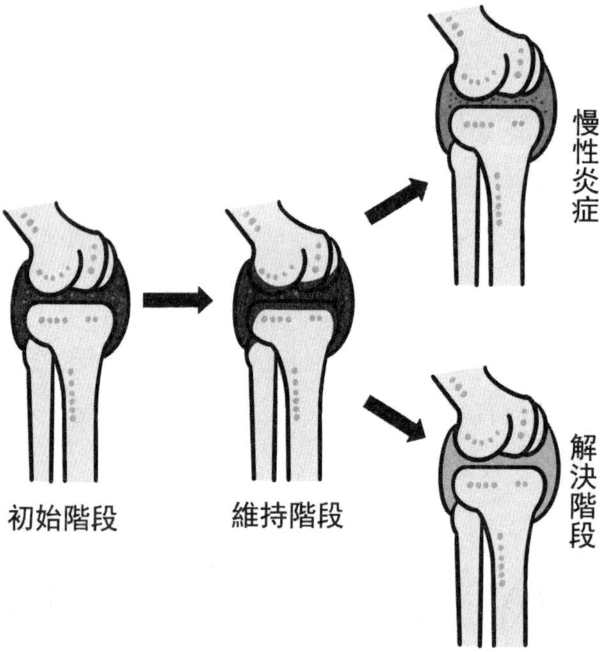

6.3 促炎細胞激素：身體的炎症「信使」

促炎細胞激素這個名字聽起來有些複雜，但它們其實是我們身體裡非常重要的「信使」——它們能夠幫助傳遞免疫系統的命令，尤其是在身體需要應對威脅時，比如感染、受傷或疾病。促炎細胞激素在免疫反應中扮演著關鍵角色，它們不僅幫助啟動炎症反應，還可以調節免疫細胞的行動。

具體來說，促炎細胞激素是免疫系統釋放的一類小蛋白質，它們的主要任務是幫助身體對抗外界入侵，比如細菌、病毒或其他病原體。常見的促炎細胞激素包括白血球介素 -1（IL-1）、白血球介素 -6（IL-6）、腫瘤壞死因子（TNF- α ）等。我們可以把它們想像成戰鬥的「指揮官」，當身體需要抵禦外敵時，它們會發出信號，招募免疫細胞前來作戰，同時引發炎症反應，以確保病原體被有效消滅。

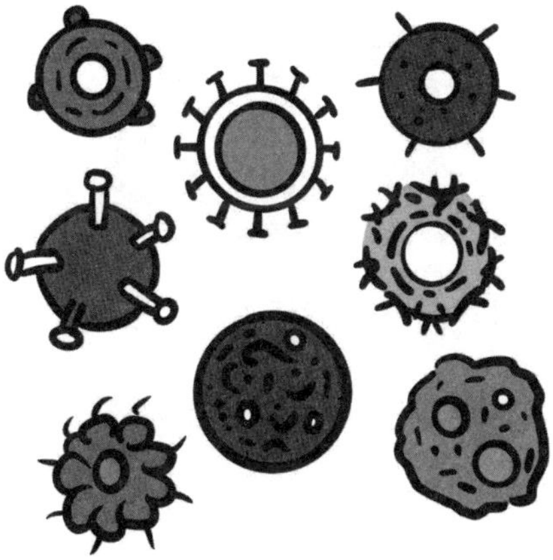

招募免疫細胞

促炎細胞激素在身體裡的作用可以分為幾個主要方面。首先，促炎細胞激素能夠招募免疫細胞，當身體遇到感染或受傷時，促炎細胞激素會發出信號，促使血液中的白血球、巨噬細胞和其他免疫細胞快速趕到現場。這些促炎細胞激素並不直接攻擊病原體，但它們為身體的防禦機制提供了正確的指令。

促炎細胞激素不僅召集免疫細胞，還會刺激局部組織產生炎症反應，比如紅腫、發熱、疼痛等。這些反應是身體在對抗威脅時的自我保護機制。

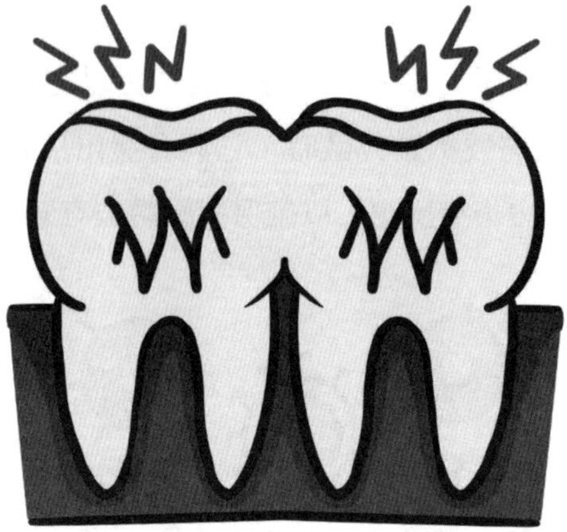

刺激局部組織產生炎症反應

另外，它們還能幫助調節免疫反應的強度和持續時間。在一些情況下，促炎細胞激素會幫助免疫系統加速作戰，而在其他情況下，它們會調控免疫反應的速度，避免過度攻擊。

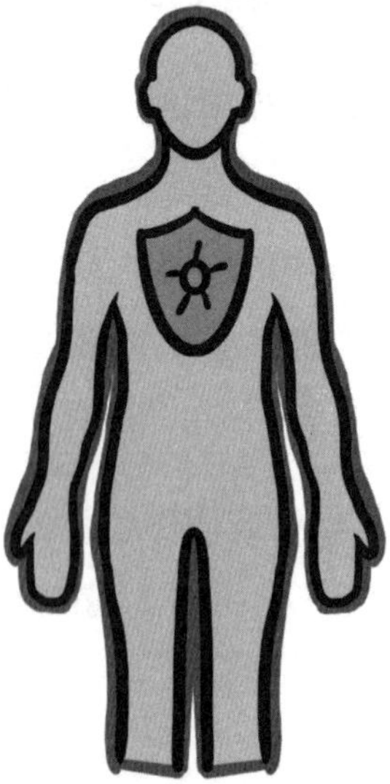

調節免疫反應的強度和時間

促炎細胞激素的不同角色

急性炎症是身體的短期免疫反應，通常發生在身體受到外部威脅（如細菌、病毒或受傷）時。急性炎症是一種快速且必要的保護反應，可以幫助身體消滅病原體並修復受損的組織。在急性炎症中，促炎細胞激素起著至關重要的作用。

當你不小心割到手指或感染感冒病毒時，身體的免疫系統會立刻做出反應，促炎細胞激素就像是發出警報的指揮官，快速召集免疫細胞到受傷或感染的部位。免疫細胞到達後，會開始清除病原體，修復受損的組織。而促炎細胞激素則負責持續傳遞命令，確保免疫反應進行到位。這個時候，你可能會感到疼痛、紅腫、發熱，這些都是促炎細胞激素作用的結果。

急性炎症通常在威脅消除後就會結束，促炎細胞激素也會逐漸停止發送信號，免疫系統恢復平靜，身體開始進入修復階段。如果一切順利，炎症消退，你的身體會逐漸恢復到健康狀態。

慢性炎症則是一種長期的炎症反應，它與急性炎症的關鍵區別在於，慢性炎症不會像急性炎症那樣迅速結束。促炎細胞激素在慢性炎症中扮演了不同的角色。當免疫系統出現失調，促炎細胞激素就會不斷釋放，哪怕身體已經沒有明顯的外部威脅，免疫系統依然保持啟動狀態，持續「作戰」。

在慢性炎症中，失控的促炎細胞激素會不斷發出信號，讓免疫細胞不斷攻擊身體的一些區域，哪怕這些區域沒有實際的感染或損傷。

這種持久的攻擊會導致組織損傷、免疫系統過度反應，甚至引發一些嚴重的疾病。

比如，在一些自身免疫性疾病中，促炎細胞激素會誤導免疫系統攻擊自己的健康組織。像類風濕性關節炎，免疫系統會錯誤地攻擊關節，導致長期的關節炎症和疼痛。而在心血管疾病中，慢性炎症和促炎細胞激素會導致動脈硬化，增加心臟病和中風的風險。

慢性炎症與多種慢性疾病密切相關，包括糖尿病、癌症、阿茲海默症等。在這些情況下，促炎細胞激素長期發揮作用，導致慢性炎症持續存在，影響了身體的正常功能。因為炎症持續存在，身體的組織和器官會逐漸受到損傷，增加了患病的風險。

6.4 牙周病是典型的慢性炎症

口腔有異味、刷牙時會出血，或者咬一口蘋果，除了牙齒印之外，還出現了血跡等，在生活中，很多人會遇到牙齦出血的問題。健康的牙齦是粉紅色的，如果出現炎症，會變為鮮紅或暗紅，看起來比較腫脹，似乎輕輕一碰就會出血。若有這樣的症狀，極有可能是牙周病（牙周炎）。

牙周病是最常見的口腔疾病，也是典型的慢性炎症。根據世界衛生組織（WHO）的資料，全球約有 10-15% 的人口受到嚴重牙周病的影響，而更廣泛的統計表明，牙周病的總患病率可能高達 50%，在某些國家和地區甚至更高。正是因為常見，並且在一開始並沒有嚴重的表現，因此很多人容易忽視，也不當回事。

牙周病是如何形成的？

牙周病正如其名，就是牙齒周邊部位的疾病。牙周病是一種典型的慢性炎症，因為牙周病的本質，就是指牙齦和牙齒支撐結構——包括牙周膜和牙槽骨——感染牙周細菌引起的發炎。

要知道，我們的口腔記憶體在著數百種細菌，其中造成牙周病的牙周細菌，光是現在已知的種類就多達一百種以上，而且都很常見，所以任何人都有機會感染牙周病。雖然我們每天都會刷牙，但是牙縫深處的食物殘渣卻很難清理乾淨，這就給了細菌入侵的機會，它們會尋求不容易接觸到空氣的空間，潛入牙齒和牙齦之間被稱為「牙周袋」的溝槽內。

久而久之，潛藏在牙周袋裡的牙周細菌就會不斷增生，同時製造出名為「牙菌斑」的黏稠物質，持續深人牙齒根部，並引起牙齦處發炎，這就是牙周病的開端。只要平日多加留意，每天刷牙時認真去除牙菌斑，或是定期到牙醫診所洗牙即可。如果置之不理，發炎的範圍就會慢慢擴大。

並且，在唾液成分的鈣化作用下，牙菌斑會變成像石頭一樣的物質，也就是牙結石。一旦有了牙結石，細菌就相當於在嘴巴裡買了房，因為形成牙結石後，就很難靠簡單的刷牙清理掉，再加上的表面很粗糙，並且有非常多的小孔，很容易吸附更多的細菌。日積月累，牙結石和其他細菌的「基地」越來越大。

如果不及時治療，在細菌和牙結石的雙重刺激下，炎症就會進一步發展，這不僅會影響牙齦，還會擴散至牙齒周圍的支撐結構，導致嚴重的後果。

當牙齦長期受到炎症刺激時，會發生退縮，形成牙周袋。這種牙周袋就像牙齦和牙齒之間的隱蔽空間，細菌和牙結石很容易在這裡積聚，使得清潔更加困難。牙周袋的形成是牙周病發展的一個關鍵標誌，因為它表明炎症已經深入到牙齦以下的支撐結構。

很快，支撐牙齒的齒槽骨也會開始受到影響。因為炎症會導致齒槽骨的吸收和崩解，這種骨質流失會逐漸削弱牙齒的支撐力。當齒槽骨的崩解範圍超過一半時，牙齒失去穩定的支柱，開始出現鬆動現象。最初，牙齒可能只會在咬合時輕微搖晃，但如果情況繼續惡化，牙齒鬆動的程度會越來越明顯，除了牙齒排列不整齊之外，日常進食也更不易咀嚼，最後導致牙齒脫落。

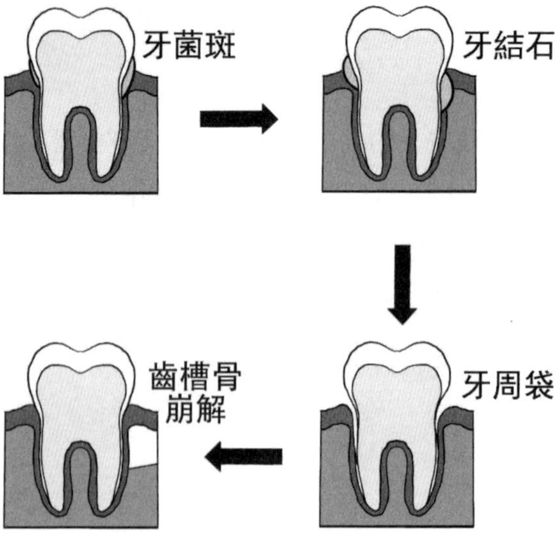

牙齦從開始發炎，一直到牙齒脫落，要歷時 15~30 年。也就是說，只要在這段時間內及早察覺發炎現象，並將原因排除，就不至於造成牙齒脫落。甚至，只要在牙齦發炎的初期階段及時處置，就可以讓牙齒百分之百地恢復健康。相反，當發炎擴散至齒槽骨之後，崩解的齒槽骨、萎縮的牙齦就再也無法恢復原狀了。

然而，許多患者都是直到齒槽骨受損到一半，甚至當牙齒開始搖晃後，才前往牙醫診所就診。因為牙周病並不像蛀牙那樣會有明顯疼痛的症狀，所以往往容易被人們忽略。剛開始，牙周病只是使牙齦邊緣變紅，在刷牙時造成輕微出血。這樣微小的問題，在持續了 10 年、20 年後，結果就是失去了牙齒這個重要器官。

牙周病和糖尿病的雙向關係

牙周病除了危害口腔健康外，近年，越來越多的研究發現，牙周病跟身體疾病關聯密切，其中，最廣為人知的就是糖尿病——牙周病和糖尿病之間有著複雜且相互影響的關係，簡單來說，這兩種疾病互為因果，形成了所謂的「雙向關係」。

一方面，糖尿病患者更容易患上牙周病，這主要是因為高血糖環境會影響牙齦的血液迴圈，減弱免疫系統的功能，使得牙周組織更容易受到細菌感染。高血糖還會促進炎症反應，導致牙周組織更容易受到破壞。簡單來說，高血糖讓牙齒周圍的環境變得「更肥沃」，讓細菌有更多機會繁殖並引發炎症。

研究顯示，糖尿病患者患牙周病的風險比普通人高出 2 到 3 倍。而且，如果糖尿病患者的血糖控制不好，牙周病的進展速度會更快，治療也會變得更加困難。

另一方面，牙周病也會加重糖尿病的症狀。這是因為牙周病引發的慢性炎症反應會增加體內的炎症因子，比如 C 反應蛋白和腫瘤壞死因子 - α（TNF- α）。這些炎症因子會干擾胰島素的作用，導致血糖控制更加困難。我們可以這樣理解：當牙周病引發炎症時，身體就像陷入了不斷「打仗」的狀態，胰島素在這場戰鬥中發揮作用的能力就會大打折扣。

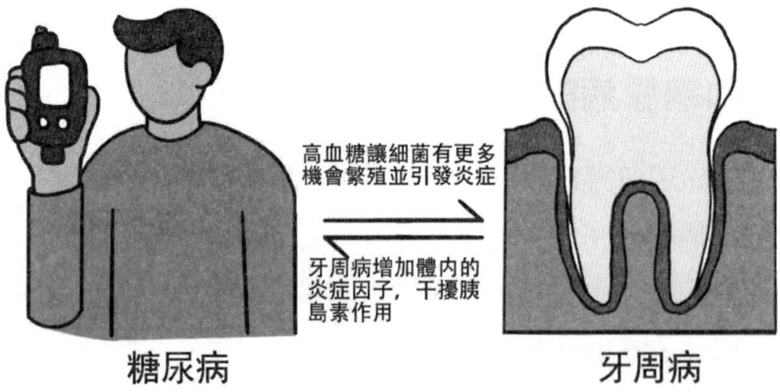

而透過有效治療牙周病，可以顯著改善糖尿病患者的血糖控制。一項研究發現，接受牙周治療的糖尿病患者，其糖化血紅素（HbA1c）水準顯著降低，這表明他們的血糖控制得到了改善。這就像是修復了牙齒的「防線」，讓身體的整體戰鬥力也得到了提升，胰島素終於可以「專心工作」了。

牙周病和全身疾病大有關係

除了糖尿病外，牙周病還和許多疾病都有著密切聯繫，包括影響心血管疾病、呼吸系統感染和腸胃道疾病等多種全身疾病。

目前，牙周病與心血管疾病的關係已經得到了廣泛的研究和證實。當口腔中的有害菌進入血液迴圈後，它們可能會隨血流到達心臟，引發細菌性心內膜炎。這種情況尤其在有心臟瓣膜疾病或免疫系統減弱的患者中更為常見。

另外，牙周病還可能透過呼吸道影響肺部健康。一方面，當口腔中的有害菌被吸入肺部時，可能引發肺炎等呼吸道感染。特別是對於那些吞嚥功能不佳或長期臥床的患者，口腔細菌更容易進入氣道，導致感染。另一方面，口腔中的炎症反應會增加全身性炎症的負擔，削弱呼吸系統的防禦能力，使得肺部更容易受到感染。

研究發現，牙周病患者發生社區獲得性肺炎（CAP）的風險顯著增加。這些患者的牙周炎症表現，如臨床附著損失（CAL）和探診出血（BOP），通常更為嚴重。

此外，口腔中的致病細菌如果隨著唾液吞嚥進入胃部，可能引發腸胃疾病。雖然胃酸能夠殺死大部分細菌，但部分細菌仍可能在胃腸道內繁殖，導致消化不良和其他胃腸問題。牙周病菌進入胃腸道後，會破壞胃腸道的微生態平衡，導致腸道菌群失調。菌群失調會削弱胃腸道的免疫功能，使得腸道更容易受到病原菌的侵害。

可以看到，牙周病不僅僅是一個口腔健康問題，它對全身健康也有著深遠的影響。透過保持良好的口腔衛生習慣和定期檢查，可以有效預防牙周病，從而保護全身健康。瞭解牙周病與全身疾病的關係，有助於我們更全面地關注口腔健康，預防和管理全身性疾病。

6.5 炎症是癌症的禍根

癌症是與慢性炎症關係最密切的疾病之一。

早在一百多年前，科學家們就開始注意到慢性炎症和癌症之間的因果關聯。1863 年，一位名叫魯道夫．維爾肖（Rudolf Virchow）的德國病理學家首次提出了這一假設。他觀察到，腫瘤中竟然存在大量的炎症細胞，並推測炎症與癌症的發生之間存在聯繫。

當人體受傷時，受損部位的細胞會快速增殖，以促進血管和相關組織的再生。與此同時，炎症細胞會在傷口處集聚，清除異物並幫助修復損傷。這一過程在短期內對身體是有益的，因為它幫助傷口癒合。然而，維爾肖認為，如果這種炎症反應持續過久，細胞的不斷增殖可能會導致癌症的發生。維爾肖將癌症比作「一個無法癒合的傷口」，在他看來，慢性炎症就像是一個長期未癒合的傷口，持續的細胞增殖和修復過程可能會引發癌變。

維爾肖的研究成果後來被整理並發表在他的著作《細胞病理學》中。這本書奠定了現代病理學的基礎，因此維爾肖也被譽為「病理學之父」。他的工作首次系統地描述了細胞在疾病中的角色，特別是炎症細胞在癌症中的作用。這一理論在當時是革命性的，因為它將癌症的病因從外部因素，比如感染轉向了內部的細胞和組織變化。

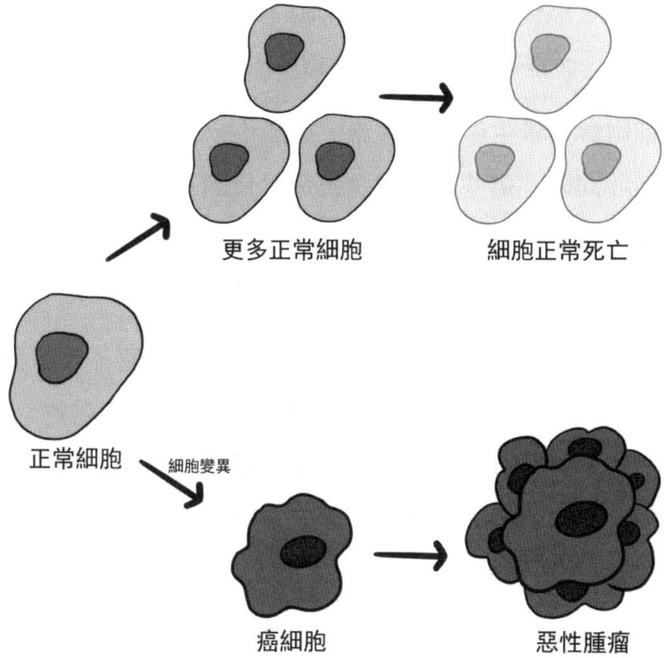

久炎症，必癌症

俗話說，久「炎」必癌，這句話並非空穴來風。我們知道，炎症是基本的免疫反應，是機體受到某種刺激時發生的一種防禦反應為主的基本病理過程。透過炎症反應，可以防止感染擴散、清除壞死組織、幫助器官恢復。然而，當炎症反應長時間存在，變成慢性炎症時，問題就變得複雜和危險得多了。

具體來看，在慢性炎症的情況下，嗜中性球、巨噬細胞和其他白血球會持續存在於炎症部位。正常情況下，這些細胞會在急性炎症反應中迅速集結，然後在任務完成後消退。然而，在慢性炎症中，這些細胞不會消退，而是繼續留在受損組織中，持續釋放各種炎症介質。

炎症細胞會大量生產細胞激素，這些小分子信使會引發和維持炎症反應。與此同時，這些細胞還會製造生長因子，刺激細胞分裂和生長，這在傷口癒合時是必要的，但在慢性炎症中，這種持續的刺激卻會導致異常的細胞增殖——而這也正是癌症的開始。

更糟糕的是，炎症細胞還會釋放一些破壞性的酶，攻擊和破壞周圍健康的組織。於是，受損的組織會釋放更多的「危險信號」，這又會吸引更多的炎症細胞到達受損區域，從而形成一個惡性循環。這種持續的炎症反應會導致組織環境的不穩定，增加氧化應激的水準，最終導致 DNA 損傷和基因突變。

所謂氧化應激其實就是一種內部生銹。我們呼吸的氧氣雖然是必需的，但同時氧氣也會產生一些副產品，這些副產品就是「自由基」，自由基是一種高反應性的分子，它們會攻擊細胞中的 DNA、蛋白質和脂質，造成損傷。正常情況下，我們的身體有一套防銹塗層——抗氧化物質，可以清除這些自由基，保持平衡。但如果自由基太多，超出了身體的清除能力，就會引起「生銹」，即氧化。

慢性炎症會增加體內自由基的產生，而過量的自由基會對細胞中的 DNA 造成損害，導致基因突變。這些基因突變可能會破壞細胞的正常功能，讓細胞不受控制地增殖。正常情況下，細胞增殖和凋亡是受嚴格調控的過程，但在慢性炎症的環境中，這些調控機制會被破壞，使得細胞出現異常增殖。可以說，慢性炎症引發的細胞增殖和基因突變可以給癌症創造一個完美的生長環境。

此前，《自然 - 遺傳學》的一份研究中，來自牛津大學的研究人員就證實，慢性炎症是白血病的重要驅動因素。

TP53 是一類經典的抑癌基因，其編碼的 p53 蛋白可以幫助調控細胞週期和凋亡，同時參與 DNA 修復、細胞分化等過程。

但是，研究人員卻發現，慢性炎症卻會帶來 TP53 突變。在收集了部分白血病患者的造血幹細胞樣本後，研究人員藉助靶向測序技術，進一步分析發現，在小鼠中，當人為誘導產生炎症時，小鼠帶有 TP53 突變的造血幹細胞數量會顯著上升。而 TP53 突變後，細胞自然無法維持基因組完整性，並且會不受控制的分裂從而癌變。許多類型的腫瘤中都能檢測到 TP53 突變。

慢性炎症的危害不容小覷，癌症從來都不是一件突然爆發的急性事件，在癌症出生之前，我們的免疫系統已經給了我們很多機會。可惜的是，很多人都沒有珍惜這些機會。

這 5 種炎症儘量別拖延

1. 胃炎

   癌變進程：胃炎→胃黏膜腸上皮化生、異型增生→胃癌

   俗話說「十胃九病」，現代人普遍作息不規律、飲食不健康，很多人都有胃病。據世界衛生組織統計，胃病在全球人群中發病率高達 80%，僅僅在中國，腸胃病患者就有 1.2 億。其中慢性胃炎最普遍，發病率高達 30%。

因為比較常見，所以很多人對它並不重視，但慢性胃炎如果一直拖著不治療，可能會變成慢性萎縮性胃炎。再發展下去，胃黏膜反復受損又修復，胃裡可能會長出本該在腸道才有的細胞，出現了「胃黏膜腸上皮化生」，這往往被認為是癌前病變，再發展積累下去，胃癌就來了。

2. 腸炎

癌變進程：慢性潰瘍性結腸炎→結直腸息肉或腺瘤→結腸癌

不是所有腸炎都會變成腸癌，但是潰瘍性結腸炎可能會發展成腸癌，潰瘍性結腸炎各年齡段人群都可能會發病，它反復發作會使得腸道的部分組織持續受損，當出現異變增生的病理，就離癌症不遠了。

3. 肝炎

癌變進程：慢性肝炎→肝硬化→肝癌

很多Ｂ肝、Ｃ肝等慢性病毒性肝炎，都會導致肝癌。因為病毒在肝內持續增多，對肝臟等器官會產生長期的慢性損傷，如果沒有及時治療，這些慢性肝炎極有可能會發展成為肝硬化、肝癌。

在肝癌早期，大多數人沒有症狀，因為肝臟內部沒有感受疼痛的神經，肝臟的表面被膜才有，只有腫瘤長得很大，或侵犯了肝臟的被膜才會感到疼痛，可這時才發現，大多數已經到了晚期。所以，早預防、早篩檢、早處理非常重要。

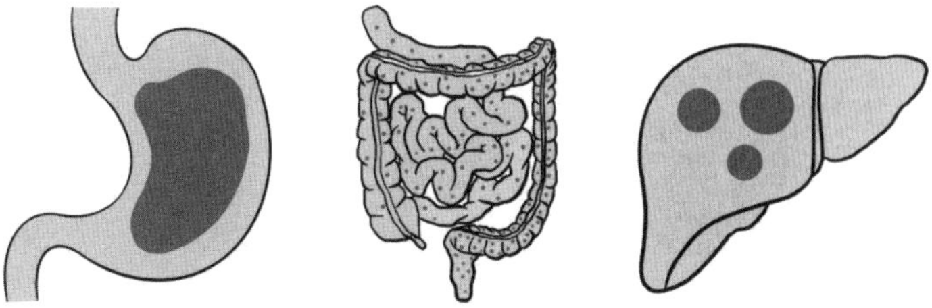

胃炎　　腸炎　　肝炎

4. 胰臟炎

癌變進程：胰臟炎→胰臟假性囊腫→胰臟癌

根據胰臟癌有關資料，在胰臟癌患者中，有過胰臟炎的病史占比80%。急性胰臟炎要是病情反復會誘變為慢性胰臟炎，逐步發展為胰臟假性囊腫，如果錯過最佳的治療時間，最後會發展為胰臟癌晚期。

5. 子宮頸炎

癌變進程：子宮頸炎→子宮頸癌

子宮頸癌多和 HPV 有關。有研究顯示：中國 99.3% 的子宮頸癌可歸因於 HPV 感染；60％～ 70％的女性，在其一生中都曾感染過 HPV。雖然子宮頸炎和子宮頸癌沒有必然聯繫，但是如果患有子宮頸炎，得子宮頸癌的機率會增加。

當子宮頸出現炎症時，子宮頸黏膜很容易造成破損，這時候 HPV 病毒容易入侵並留存於子宮頸，可能會形成持續感染並發生病變，間接誘導子宮頸癌的發生。

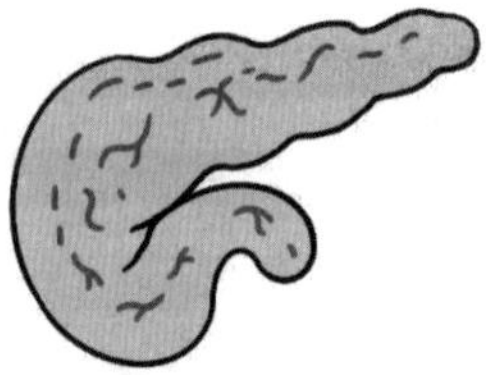

胰臟炎

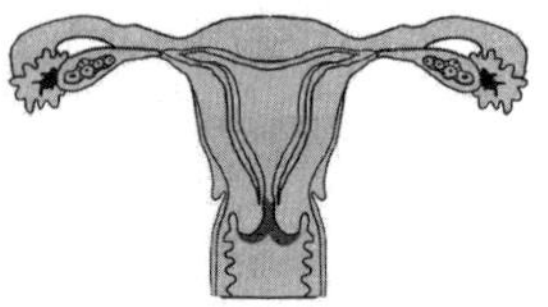

子宮頸炎

炎症，實在太常見了。鼻炎、咽炎、中耳炎、胃炎、肝炎、腎炎等等，全身上下、大小器官都可能遭受炎症。這些常見的炎症，通常被認為是小問題，但顯然，從炎症到癌症的距離，比我們很多人想像的都要更近。

6.6 CRP：身體的發炎指標

既然慢性炎症對身體有害，那麼，有沒有一種方法能讓我們知道自己的身體有沒有慢性炎症呢？事實是，目前尚未出現可作為判斷標準的檢查方式。不過，還是有個可以當作線索的數值，能用來判斷人體內的炎症程度，那就是從「C 反應蛋白質（C reactive protein，CRP）」判別。

C 反應蛋白質是由肝臟產生的一種蛋白質，它通過血液運輸到全身，因此在血液檢查中可以檢測到它的水準。CRP 水準的升高是身體對炎症反應的一部分，這種反應有助於我們對抗感染和修復受損組織。CRP 測試有兩種主要類型：標準 CRP 測試和高敏感 CRP（hs-

CRP）測試。標準 CRP 測試用於檢測一般炎症，而 hs-CRP 測試更為敏感，能夠檢測到較低水準的 CRP。

▶ CRP 評估標準

CRP 水準 (mg/L)	分類	說明
< 1.0	標準範圍	CRP 水準較低，通常表示沒有明顯的發炎或心血管疾病風險較低。
1.0 - 3.0	需要注意	可能有中度發炎，需注意健康狀態和潛在的心血管疾病風險。
> 3.0	異常	表示存在顯著類症或高風險的心血管疾病，需要進一步檢查和診斷。
10 - 100	異常	通常表示嚴重的全身性類症，如類風濕性關節炎、紅斑狼急性支氣管炎、胰臟炎等。
> 100	異常	表示極嚴重的全身性發炎，可能由急性細菌感染、病毒感染、系統性血管炎或重大創傷引起。

在健康人群中，CRP 的水準通常很低，但當身體受到感染、受傷或其他炎症刺激時，免疫系統會迅速反應，釋放各種炎症介質。這些介質刺激肝臟釋放更多的 CRP。CRP 水準的上升是一個快速的過程，通常在炎症開始後的幾小時內就可以檢測到。因此，在一般的臨床醫學上，CRP 被視為急性炎症的判斷標準。因為當身體的某處有急性炎症時，CRP 數值就會瞬間飆高。比如，即使平時 CRP 趨近於 0 的人，光是輕微的感冒，數值也有可能會飆升至異常範圍。

對於慢性炎症來說，CRP 值通常不會突然飆高至異常程度（3.0 mg/L 以上），而是在「標準範圍」的高標值時就需注意。以 1.0 mg/L

為例，雖然仍在標準範圍內，但相較之下，0.01 mg/L 這種趨於 0 的數值就會比較令人安心。

CRP 的作用就像是身體的報警器，作為炎症的標誌物，CRP 指標可以提示我們身體是否存在慢性炎症或急性炎症。不過，由於感冒、受傷或牙周病等疾病，都會導致 CRP 數值攀升，所以光是從 CRP 指數判定體內的炎症程度仍欠周全。但總體來說，CRP 指數依然是一個可以參考的指標，是一個在體檢時值得留意的數值。

6.7 慢性炎症背後，高糖飲食作祟

作為一種長期的、低度的免疫反應，慢性炎症不會像急性炎症那樣引起明顯的症狀，比如發熱或腫痛，但它卻可以引發一系列的健康問題，包括糖尿病、心臟病、肥胖、甚至癌症等。

慢性炎症之所以可怕，是因為它不會自我消退，反而會持續「低燒」狀態，破壞身體的正常代謝功能，而高糖飲食正是引發這種慢性炎症的主要原因之一。

糖，尤其是精製糖和添加糖，在日常生活中非常普遍，甜飲料、甜點、加工食品裡都有大量的糖分。雖然糖給我們提供能量，但攝入過多的糖卻會對身體帶來很多負擔。

高糖飲食最直接的一個結果就是血糖升高，胰島素抗性。當我們吃下含糖的食物，消化系統會把糖分分解成葡萄糖進入血液，血糖水準上升。胰臟會分泌胰島素，幫助細胞吸收這些葡萄糖，用作能量。

但如果我們長期攝入大量糖分，尤其是經常喝含糖飲料或吃甜食，血糖就會頻繁升高，胰島素分泌也隨之增多。

時間久了，身體的細胞對胰島素的反應會變得遲鈍，胰島素抗性逐漸形成。這種胰島素抗性讓細胞無法有效吸收血糖，血糖在血液中積聚，導致高血糖。高血糖不僅會損害血管和器官，還會引發慢性炎症。

此外，大量糖分在體內會引發炎症反應。研究發現，攝入過多的糖會促使身體產生更多的促炎細胞激素，如白血球介素 -6（IL-6）和腫瘤壞死因子（TNF- α ）。這些促炎因子會引發慢性炎症，讓身體的免疫系統處於一種持續啟動狀態，哪怕沒有實際的感染或傷害。

尤其是果糖，這種存在於甜飲料、果糖糖漿中的糖分，特別容易引發炎症。果糖在肝臟中代謝，會導致脂肪堆積，引發非酒精性脂肪肝，這也是慢性炎症的溫床。隨著肝臟脂肪的積累，炎症反應加劇，肝臟受損越來越嚴重。

高糖飲食還會破壞腸道中的有益菌群平衡。我們的腸道內生活著數以億計的細菌，其中有些是有益菌，有些則是有害菌。正常情況下，有益菌和有害菌保持平衡，共同維持腸道健康。然而，當我們攝入過多的糖分時，腸道內的有害菌群會快速繁殖，壓制有益菌的生存，導致腸道菌群失調。

腸道菌群失調會引發腸道炎症，並可能透過腸道屏障影響全身的免疫系統，導致全身性的慢性炎症。這種腸道炎症不僅影響消化功能，還會進一步增加代謝疾病的風險。

糖的危害不止慢性炎症？

高糖飲食除了帶來慢性炎症外，還會加劇人體的糖化反應。簡單來說，糖化就是我們身體內的糖和蛋白質結合的過程。如果身體攝入了很多糖，身體裡的糖分就會和蛋白質分子「黏」在一起。剛開始的時候，被糖化的蛋白質還能恢復原狀，但如果身體長期攝入過多的糖，這些蛋白質就會不斷被糖分包圍，慢慢地就再也無法恢復原狀。

身體裡的糖化反應就如同烘焙時，白花花的麵團逐漸變成香噴噴的棕褐色麵包，或者煎牛排時本來鮮紅色的肉在高溫作用下變成褐色的牛排，並且散發出略帶焦香的獨特氣味。無論是顏色還是氣味，其實都是糖化反應的結果。

持續的糖化反應會產生一種叫做糖化終產物（AGEs）的物質。這些 AGEs 是一些「劣質蛋白質」，會在體內不斷累積，帶來一系列的健康問題。如果糖化反應在體內反復出現，就會導致糖化終產物的不斷累積。當這些劣質蛋白質在體內堆積起來時，我們的肌膚和身體就會開始老化。

可以說，糖化是造成衰老的元兇，為什麼想要抗衰老，首先就要抗糖的原因。我們的細胞每天都會進行新陳代謝，受損的、壽命到了的細胞與廢物都會被分解、排出，也有新的細胞誕生。從抗衰老的角度來看，我們只要小心新生細胞別被糖化即可。而有些人看起來比實際年輕，有些人看起來比實際成熟，也許就是因為體內糖化發展的程度不同。

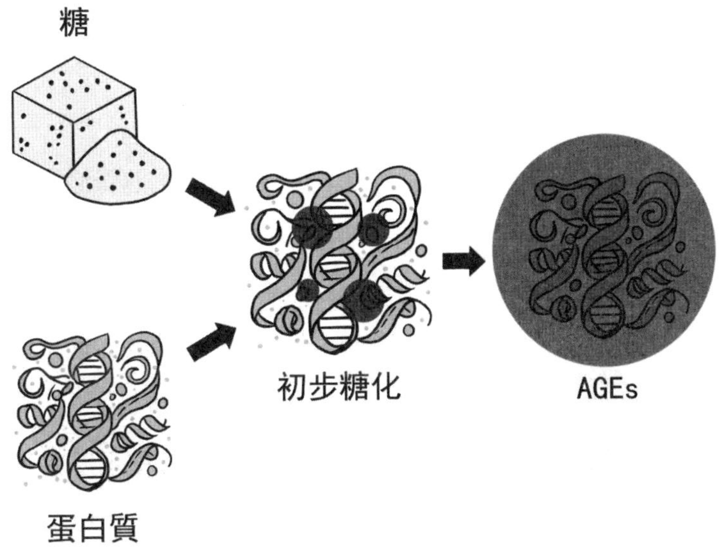

糖化會發生在人體內的各處，肌膚、頭髮、指甲、臟器、血管、骨骼，只要由蛋白質構成的部分，都會有可能糖化。體內各部位的新陳代謝速度各異，腸胃很快，是 3 ～ 7 天，眼睛的水晶體則是一輩子都不會新陳代謝，皮膚的自我更新週期大約是 28 天。

糖化除了會讓皮膚失去彈性，變得乾燥和暗沉，同時也會影響到身體其他部位的健康，加速整體的老化過程。糖化不僅僅讓人體看起來更老，還會影響到我們的血管、關節和其他器官的功能，增加患上各種慢性疾病的風險。

具體來看，AGEs 會導致血管中的膠原蛋白和彈性蛋白硬化，降低血管的彈性，增加血管的脆性。硬化的血管無法有效擴張和收縮，導致高血壓和其他心血管疾病的風險增加。此外，AGEs 還會促進動脈粥樣硬化的形成，增加心臟病和中風的風險。

關節中的膠原蛋白也會受到糖化反應的影響。AGEs 的積累會導致關節中的膠原蛋白硬化，影響關節的靈活性和運動範圍。長期高血糖會加速關節退化，增加關節炎和骨關節炎的風險。

另外，AGEs 在腎臟中的積累會影響腎功能，加速腎病的進展。而在眼睛中，AGEs 會影響視網膜，增加白內障和糖尿病性視網膜病變的風險。

糖比毒品還讓人上癮

糖不僅會透過與我們身體的蛋白質結合，發生糖化反應外，糖還有另外一個特性，那就是具有成癮性。因此，在健康領域，甚至有種說法是——糖比毒品還讓人上癮。

2007 年，法國波爾多大學的研究用老鼠做了一個獎勵實驗：在大鼠面前放置兩根拉杆供它們自由選擇：選擇拉杆 C 會得到古柯鹼（一種引起上癮的毒品）的「獎勵」；選擇 S 則會得到含有糖精的水，糖精沒有熱量，只有甜味。很多人通常都會認為，老鼠會選擇能引起強烈上癮的古柯鹼。但是這個結果令人非常意外：從實驗開始後的第二天，老鼠就更願意選擇 S（糖精）的拉杆；15 天後，有 94% 的老鼠都更願意選擇能得到糖精的拉杆。

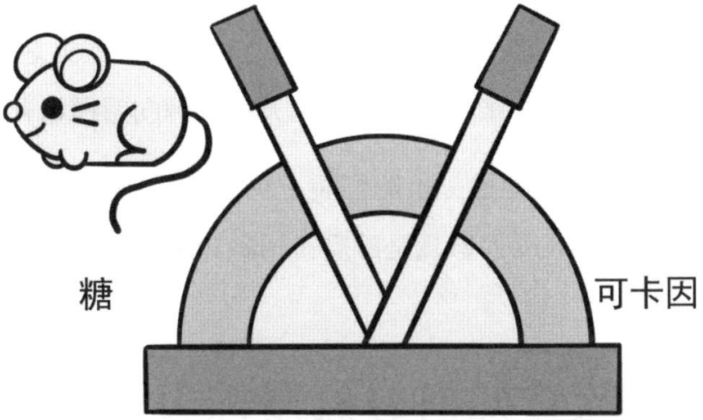
拉桿S
拉桿C
糖
可卡因
15天後有94%的老鼠都更願意
選擇能得到糖精的拉杆

為瞭解這究竟是糖精中的化學物質有吸引作用，還是僅僅是甜味帶來的作用，科學家用蔗糖又做了一次研究，結果發現，老鼠對糖精和蔗糖有同樣的偏愛。因此研究人員得出結論，糖給人帶來的甜味是可以成癮的。科學家還發現：糖對大腦造成的反應與毒品幾乎一樣，而且糖的成癮性比古柯鹼還要高很多倍。

究其原因，多巴胺能讓人感覺快樂。當我們吃糖的時候，大腦會釋放大量多巴胺，讓我們感到非常開心。但是，如果我們一直吃糖，大腦就會減少自然分泌的多巴胺量，而腦細胞對多巴胺的需求卻增加了。這意謂著，想要得到同樣的快樂感，我們就需要吃更多的糖。這就是所謂的負調節效應：吃糖越多，才能得到原來那麼多的快樂感。

如果一種物質能讓大腦的獎勵區感到快樂，但不會產生負調節效應，那它就不會讓人上癮；但如果它既能帶來快樂，又會產生負調節效應，那它就很容易讓人上癮。

法國科學家塞爾日 · 艾哈邁德（Serge Ahmed）曾經做過一個有趣的實驗。他首先讓小鼠持續吃一個月的古柯鹼藥丸，使它們上癮；然後，他給小鼠增加了糖丸，讓它們在糖丸和古柯鹼藥丸之間選擇。結果儘管小鼠最初有些猶豫，但它們在兩天內就轉向選擇糖丸了。

艾哈邁德在報告中進一步解釋說，糖之所以戰勝古柯鹼，是因為大腦中感受糖的神經受體數量是感受古柯鹼的 14 倍。

6.8 高脂飲食如何導致慢性炎症？

脂肪是身體重要的能量來源，但並不是所有的脂肪都是好的。高脂飲食，尤其是飽和脂肪和反式脂肪，會對身體造成很大的負擔，並引發慢性炎症。

當我們攝入過多的脂肪時，這些多餘的能量會被儲存在脂肪細胞中。脂肪細胞不僅僅是能量的儲存庫，它們也是活躍的免疫系統參與者。脂肪細胞在擴展時，會分泌促炎細胞激素，這些物質就像是慢性炎症的「燃料」。

特別是內臟脂肪，它不僅堆積在皮膚下，還包裹著肝臟、心臟和其他重要器官。內臟脂肪分泌的促炎因子，直接啟動身體的免疫反應，導致慢性炎症。長期的慢性炎症會讓身體的器官和組織逐漸受到損害。

高脂飲食還會導致氧化應激。攝入過多的脂肪，尤其是飽和脂肪和反式脂肪，會增加體內的自由基水準。自由基是一種不穩定的分子，它們會攻擊細胞，破壞 DNA 和蛋白質，誘發炎症反應。氧化應激不僅是慢性炎症的推動者，還會加速老化過程。當自由基在體內積累時，免疫系統會受到刺激，釋放更多的促炎因子，進一步加劇慢性炎症。這種惡性循環會影響身體的代謝功能，增加心臟病、糖尿病和癌症的風險。

引發疾病的「壞」脂肪

我們常常會在各式各樣的文章和報導裡看到，醫生和專家提醒大家要減少飽和脂肪和反式脂肪的攝入。而之所以要減少飽和脂肪和反式脂肪的攝入，根本原因在於，這兩類脂肪是會引起疾病的「壞」脂肪。

飽和脂肪是一種常見於動物產品中的脂肪，像紅肉、奶油、乳酪等高脂肪乳製品裡都富含飽和脂肪。這種脂肪在室溫下是固態的，意謂著它的結構比較穩定，但也正是因為這種穩定性，讓它在身體裡不太容易被處理掉。

雖然飽和脂肪是人體能量的重要來源，但問題在於，我們吃的飽和脂肪往往比身體需要的多得多。長期攝入過多的飽和脂肪會顯著提高血液中的低密度脂蛋白膽固醇（LDL），也就是所謂的「壞膽固醇」。壞膽固醇水準升高後，它們會像「垃圾」一樣黏在血管內壁上，形成斑塊，這就是動脈硬化的開始。

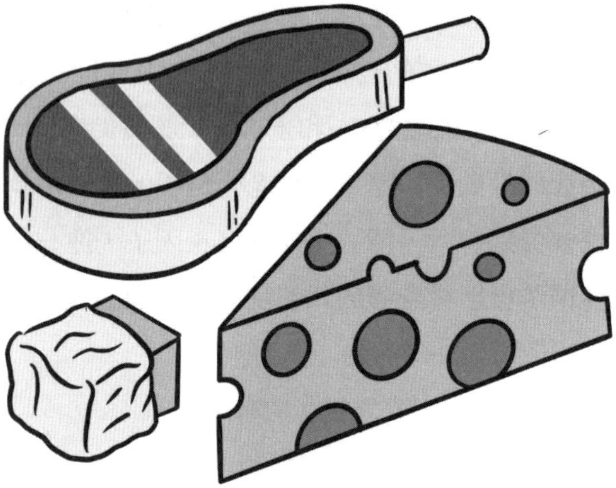

飽和脂肪攝入

我們可以把血管想像成一條自來水管，飽和脂肪讓這些管道變得「堵塞」。隨著時間推移，管道內的「垃圾」越積越多，血液流動變得越來越困難，血管壁也會變得脆弱。如果這些斑塊破裂，可能會形成血栓，最終引發心臟病或中風。

更糟糕的是，飽和脂肪不僅讓壞膽固醇升高，還會降低高密度脂蛋白膽固醇（HDL）的水準。HDL 被稱為「好膽固醇」，它的任務是清除血液中的壞膽固醇，把它們送回肝臟分解。如果 HDL 的水準下降，血液中的壞膽固醇就無法被及時清除，這就進一步加劇了血管的堵塞問題。

反式脂肪則是一種在加工食品中常見的「人工脂肪」。許多油炸食品、糕點、餅乾、薯條等加工食品裡都含有反式脂肪。反式脂肪的產生方式通常是透過「氫化」植物油，這個過程可以讓油脂在常溫下保持固態，並延長食品的保質期。

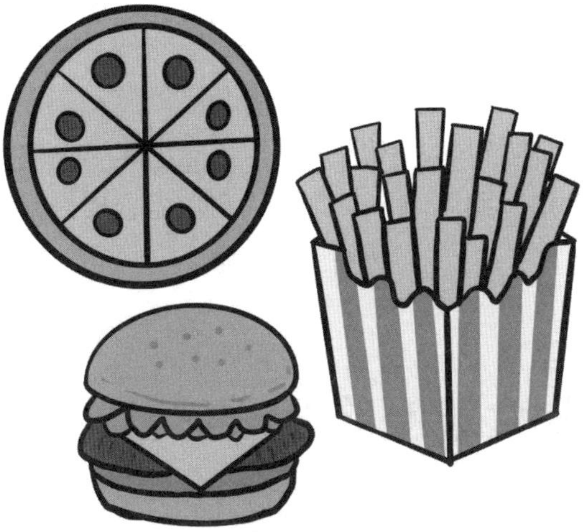

反式脂肪攝入

然而，這些「人造脂肪」進入身體後，很難被代謝。如果說飽和脂肪讓血管變得堵塞，那麼，反式脂肪的危害還要比飽和脂肪更大。反式脂肪是透過工業加工產生的，它會直接影響身體的代謝過程，讓身體的免疫系統產生過度反應。反式脂肪攝入過多時，身體會認為自己處於「危機」中，開始釋放大量的促炎細胞激素，這些小分子是炎症的主要推動者。

這些促炎細胞激素會讓身體進入一種慢性炎症狀態。簡單來說，免疫系統一直處於啟動狀態，即使身體沒有遭受感染或傷害，它也會不斷產生炎症反應。這種慢性炎症不會表現為發燒或疼痛，而是悄悄地在體內進行，長期下來，它會損害心臟、血管，甚至影響大腦健康。

另外，反式脂肪會大幅提高壞膽固醇（LDL）的水準，而降低好膽固醇（HDL）的水準，類似於飽和脂肪的作用。隨著壞膽固醇的增多，血管內的脂肪堆積更加嚴重，形成動脈硬化斑塊，增加心臟病和中風的風險。

此外，飽和脂肪和反式脂肪還會直接干擾免疫系統的正常運作。當我們攝入過多這些脂肪時，身體的代謝功能會變得紊亂，免疫系統會把這些脂肪視為「敵人」，啟動炎症反應。

6.9 抗炎飲食怎麼吃？

有益脂肪裡的抗炎成分

就可抑制人體出現炎症的各種營養素而言，目前最受關注的是全世界正積極研究的 EPA（二十碳五烯酸）和 DHA（二十二碳六烯酸）。具體來看，EPA、DHA 具備兩種層面的抗炎作用，一是間接妨礙炎症產生；另一個便是轉變成直接抑制炎症的介質。

EPA、DHA 都是營養補充品，多藏於魚油當中，具有多種有益身體的成分。尤其 EPA 多被視為有益血管的營養素；DHA 則被視為有益腦部的營養素。

其實，EPA、DHA 的本質也是脂肪。我們已經知道，脂肪可以分為飽和脂肪和不飽和脂肪，其中，飽和脂肪是會促進炎症的脂肪，不飽和脂肪中的反式脂肪也會促進炎症。

但其實，不飽和脂肪除了人造的反式脂肪外，還有很重要的天然不飽和脂肪，根據不同的化學結構，天然不飽和脂肪又可以進一步分成三種：ω-3 脂肪酸、ω-6 脂肪酸、ω-9 脂肪酸。

其中，ω-3 脂肪酸的代表是 EPA、DHA 和 a- 亞麻酸（a-Linolenic Acid）。多含於魚油、紫蘇油、亞麻籽油、奇亞籽油、核桃等中。

ω-6 脂肪酸的代表是亞油酸，多含於紅花籽油、玉米油、大豆油、葵花籽油等。

ω--9 脂肪酸的代表是油酸。多含於橄欖油或部分品種改良的紅花籽油、葵花籽油等食用油中。

也就是說，想要獲得 EPA、DHA 這兩種抗炎成分，就要多攝入 ω-3 脂肪酸，也就是多攝入魚油、紫蘇油、亞麻籽油、奇亞籽油、核桃等食物。不過，含 ω-3 脂肪酸的食用油有兩項缺點：一是容易氧化。二是不耐高溫，不適合拿來當烹調油。

因此，含 ω-3 脂肪酸的食用油的方式與攝取方法都必須多加留意。首先，在防止氧化這方面，不可將含 ω-3 脂肪酸的食用油放置在溫度較高或陽光直射的場所，建議放進冰箱保存。其次，開封後應儘快食用完畢。ω-3 脂肪酸的食用油一旦氧化，味道、營養價值都會改變，因此，可以以一個月為目標，儘早食用完畢。

穀物、薯類、豆製品裡的抗炎成分

抗炎成分：膳食纖維（代表食物有糙米、紅豆、綠豆等）

膳食纖維是植物中不能被消化的多糖，也就是質地較粗、不易咀嚼消化的部分，如小麥、白米的殼，水果的皮，蔬菜的莖等。

膳食纖維分為可溶性和不可溶性兩類。其中，可溶性膳食纖維具有吸水力，在體內膨脹後能帶給我們飽足感，而且它們還具有很強的吸附性，可以阻礙胃腸道吸收葡萄糖、脂肪酸等，降低炎症的發生率。

不可溶性膳食纖維不溶於水，有助於刺激腸道蠕動，改善便秘等。

充分攝取膳食纖維，可以降低罹患糖尿病、腸道疾病、心血管疾病等風險。

哥倫比亞大學公衛學院的研究顯示，膳食纖維攝取越多，發炎指數和心血管風險愈低，其中以全穀雜糧的發炎指數，下降幅度最大。要注意的是，由於大部分膳食纖維不能被人體吸收，腸胃不好的人可以適當減少膳食纖維的攝入量；消化能力弱一些的老人或兒童，則應該將富含膳食纖維的食物煮至軟爛後再食用。

抗炎成分：黏蛋白（代表食物有山藥、芋頭、地瓜等）

黏蛋白是黏膜上皮分泌的「潤滑劑」，一般覆蓋在結膜、呼吸道、胃腸道等部位。不同的組織器官會分泌出不同的黏蛋白。例如，眼結膜分泌眼表黏蛋白，能保護、濕潤角膜，使淚液附著於眼表，避免眼睛損傷；胃黏膜上皮分泌胃黏蛋白，可以保護胃黏膜。如果體內的黏蛋白含量不足，黏膜上皮就容易受到損傷，增加了細菌、病毒等入侵的風險，容易引發胃炎、胃癌等疾病。

抗炎成分：大豆異黃酮（代表食物有黃豆及其製品，如豆腐、豆干、豆漿）

大豆異黃酮是大豆類食物中含有的一種植物雌激素，如果攝入足夠的大豆異黃酮，有助於穩定人體的激素：當體內的雌激素不足時，它可以佔據雌激素受體；當體內的雌激素過多時，它可以發揮抑制作用。

並且，大豆異黃酮雖然本身並沒有清除自由基的功能，但它可以啟動體內抗氧化系統，促進麩胱甘肽過氧化酶的活性，能保護身體不受氧化損傷，進而達到降低癌症風險。流行病學研究表明，食用大豆異黃酮有可能降低乳腺癌的發病風險。

穀物、薯類、豆製品中的抗炎成分

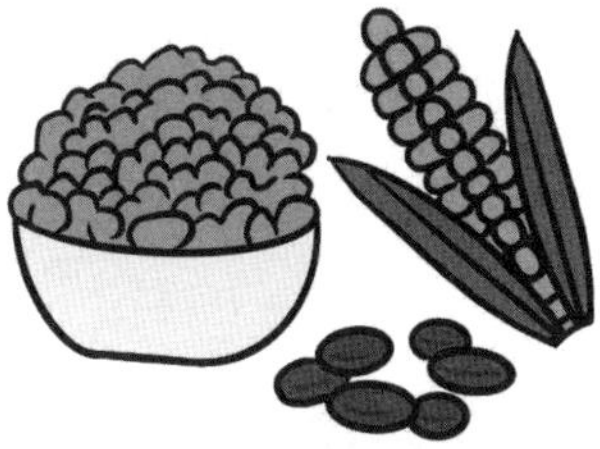
膳食纖維

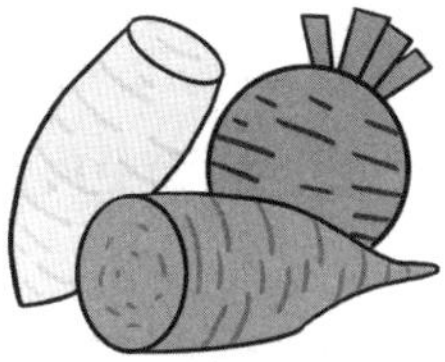
黏蛋白

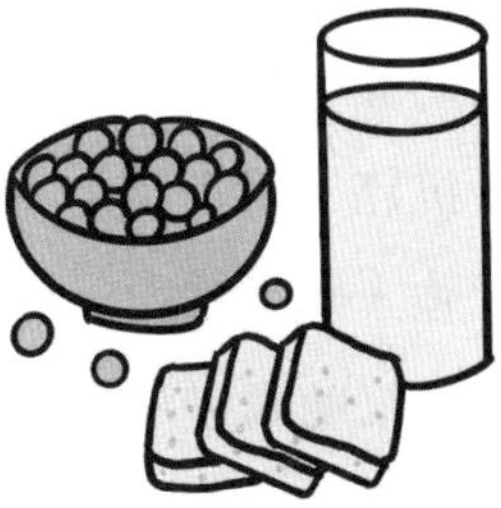
大豆異黃酮

蔬菜裡的抗炎成分

我們可以把蔬菜分為深色蔬菜和淺色蔬菜。深色蔬菜也就是顏色比較深的蔬菜，包括深綠色蔬菜、橙黃色蔬菜。相對於淺色蔬菜來說，深色蔬菜中含有更多對人體有益的抗炎成分，有助於減輕炎症反應。

抗炎成分：類胡蘿蔔素（代表食物有胡蘿蔔、深綠色葉菜、南瓜、綠花椰菜等）

類胡蘿蔔素是廣泛存在於自然界的天然色素，常見的類胡蘿蔔素有 α-胡蘿蔔素、β-胡蘿蔔素、玉米黃素、β-隱黃素、葉黃素、茄紅素。近年來，越來越多的研究發現，類胡蘿蔔素是一種對人體有很多好處的營養素，兼具抗氧化和免疫調節的功效。它可以直接作為抗氧化劑來清除自由基，延緩細胞和機體的衰老。類胡蘿蔔素還能在人體中轉變成維生素 A，有助於維持上皮細胞的正常代謝，調節免疫反應。

抗炎成分：葉綠素（代表食物有深綠色蔬菜，如菠菜、地瓜葉、韭菜、綠花椰菜）

葉綠素在抗炎上，可幫助減少細胞損傷，減輕及抗發炎反應，具有抗氧化作用，有助於抗癌、阻止自由基等作用。此外，葉綠素可以刺激免疫系統，增強人體免疫力，對抗病菌；還可以促進腸道蠕動，增加腸道菌群，幫助腸道消化吸收，及降低血壓和膽固醇，減少心臟病的風險。

抗炎成分：麩胱甘肽（代表食物有蘆筍、高麗菜、番茄、小黃瓜）

麩胱甘肽的主要功能之一是抗氧化，可以幫助清除體內的自由基和過氧化物，維持細胞結構的完整性和功能的穩定性。如果體內的麩胱甘肽缺乏，炎症過程中生成的反應性代謝物，如自由基，就容易損傷組織器官。

蔬菜中的抗炎成分

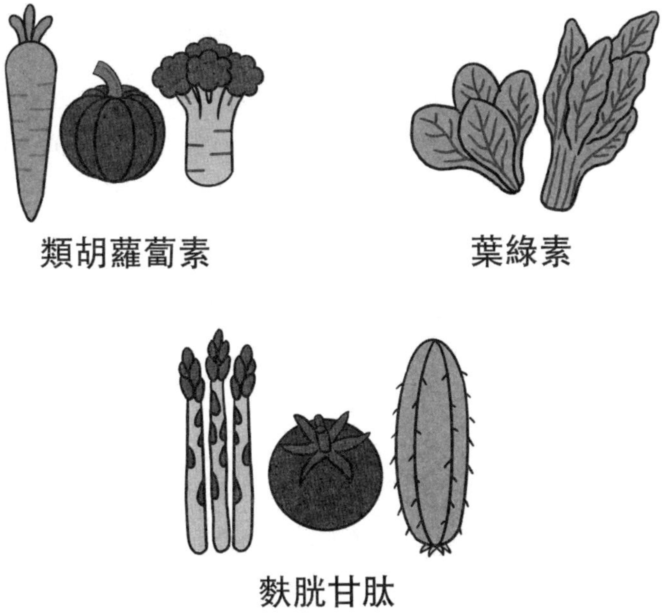

水果裡的抗炎成分

大部分水果中都含有成千上萬的抗炎成分和抗氧化物，甚至其中一些成分直接是抗炎細胞激素，可以消除體內自由基，減輕炎症。需要提醒的是，水果並非吃得越多越好，也不能夠代替蔬菜。

抗炎成分：維生素 C（代表食物有奇異果、芭樂、釋迦、草莓、楊桃等）

維生素 C 最為人熟知的作用就是可以維護免疫系統的正常運轉，保護我們的身體不受外來物的侵害。維生素 C 還具有抗氧化作用，可以幫助清理體內的自由基，抑制炎症介質，從而預防炎症。一個成年人每天的維生素 C 建議攝入量：100~2,000 毫克，大約每天吃 250 公克新鮮水果，就可以獲得足夠的維生素 C。

抗炎成分：花青素（代表食物有葡萄、桑椹、藍莓、櫻桃、蔓越莓等）

花青素是天然的植物色素，根據酸鹼度呈現出不同的顏色。一般來說，藍紫色、黑色的蔬菜或水果富含花青素。

作為日常蔬果中常見的抗氧化物質，花青素的抗氧化能力遠遠超過維生素 E 和維生素 C，它可以結合身體產生的自由基，減少其對身體的氧化損傷。

花青素還具有十分強大的抗炎作用，人體在發炎時會釋放一種名叫組織胺的化合物，花青素則抑制產生組織胺需要的酶，進而抑制炎症，有助於維持身體免疫系統的正常運轉。

抗炎成分：生物類黃酮（代表食物有柑橘類、葡萄、木瓜、哈密瓜、李子等）

生物類黃酮又稱維生素 P，是多種具有類似結構和活性物質的總稱，是世界上最強的抗氧化劑，抗氧化能力是維生素 E 的 50 倍、維生素 C 的 20 倍。在身體中扮演著抗氧化劑的角色，對健康有許多益處，可幫助身體對抗病毒、抗發炎反應、致癌物、毒素與過敏物質。

此外，它所具有的抗氧化作用，可以阻止低密度脂蛋白的氧化作用，達到預防動脈粥樣硬化所產生的心臟病。還可防止血栓形成、中風、高血壓及糖尿病之併發症。還可以和有毒金屬元素結合，並將其運出體外，及穩定維生素 C 在體內的活性，加快傷口、扭傷及肌肉損傷的痊癒。

抗炎成分：槲皮素（代表食物有蘋果、柑橘類水果）

槲皮素一般存在於水果和蔬菜的外皮，它是一種天然的植物類黃酮，也是一類植物色素，幫助形成許多水果和花卉的顏色。

槲皮素之所以引人注目，是因為具有抗氧化、抗發炎、抗過敏功效，槲皮素號稱「天然抗組織胺」。以它的結構來看，有比花青素有更高的抗氧化活性的結構，可以清除自由基。

抗炎成分：鳳梨蛋白酶（代表食物是鳳梨）

吃完鳳梨後嘴巴裡總是澀澀的，這是因為鳳梨裡有鳳梨蛋白酶，它也稱為鳳梨酶或鳳梨酵素，在醫學上常被用來治療一些炎症。

作為一種蛋白酶，鳳梨蛋白酶的功效與作用是改善蛋白質吸收，幫助緩解從鼻竇炎到骨關節炎引起的各種炎症，還可以加速傷口癒合，治療一些皮膚病。一些研究還證明，鳳梨蛋白酶能夠預防和治療癌症。

還要注意的是，孕婦應當避免服用鳳梨蛋白酶補充劑，因為目前還沒有足夠的證據證明其對孕婦和胎兒是安全的。

水果中的抗炎成分

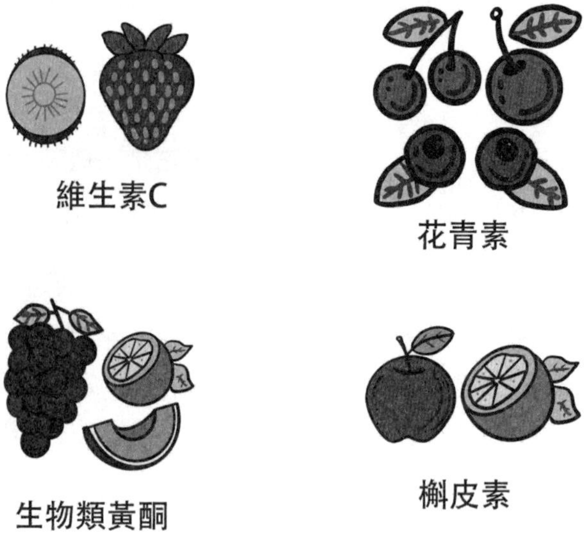

7
CHAPTER
衰老和疾病

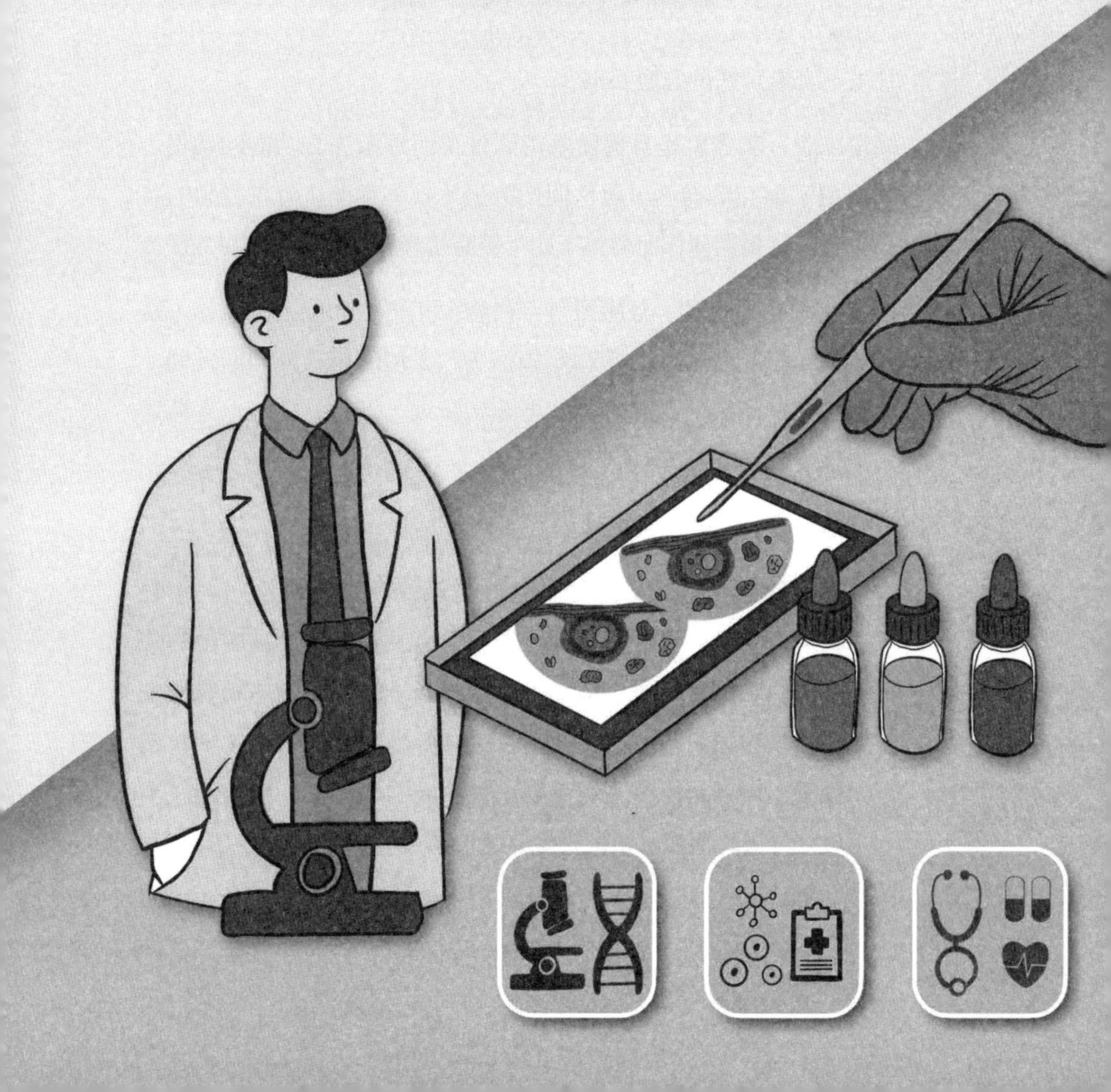

7.1 衰老：不可避免的生命旅程

衰老是每個人都無法避免的自然生命過程，它不僅僅是身體外觀的變化，更是我們內在細胞和器官功能逐漸減弱的表現。隨著年齡的增長，身體的每個系統都在悄悄地變得不如從前，直到某一天，我們突然發現自己跑步沒那麼快了，記憶力也變差了，甚至連皮膚都失去了年輕時的光澤。

那麼，衰老到底是怎麼回事？

簡單來說，衰老就是身體隨著時間推移而逐漸失去功能的過程。就像一台用了很久的機器，零件開始磨損，效率逐漸下降，身體的各個部分也會因為長期運作而變得不如年輕時那樣運作順暢、代謝良好。

但與機器不同的是，身體擁有自我修復和再生的能力。比如，當我們年輕時，細胞會快速分裂和修復損傷，身體的修復能力非常強。但是，隨著年齡增長，這種修復能力開始減弱，細胞的功能也逐漸退化，這就是我們變老的核心原因。

以下是一些典型的衰老特徵：

- 皮膚鬆弛和皺紋：這是衰老最明顯的外部特徵之一。年輕時，皮膚富有彈性、緊致有光澤，這主要歸功於皮膚中的膠原蛋白和彈性纖維。但隨著年齡增長，皮膚中這些物質的生成速度變慢，皮膚開始變薄、失去彈性，於是皺紋、細紋就慢慢出現了。一些人會發現，曾經光滑的額頭和嘴角現在出現了淺淺的摺痕，這就是歲月的痕跡。

■ 頭髮變白和脫髮：衰老還會影響頭髮的顏色和數量。我們的頭髮顏色是由毛囊中的色素細胞（黑色素）決定的，隨著年齡的增長，這些色素細胞會逐漸減少，頭髮就會變白。另外，頭髮的生長速度也會放慢，甚至出現脫髮。

■ 肌肉無力和體力下降：年輕時，我們的身體充滿力量，肌肉發達，能夠輕鬆進行各種高強度運動。但是，隨著年齡的增長，肌肉逐漸減少，肌肉力量也隨之減弱。過去輕鬆提起的物品現在卻變得吃力，甚至連跑步都顯得費勁。這種肌肉力量的流失讓老年人更容易感到疲勞，站立或走路時需要額外的支撐。長期如此，身體的協調能力也會下降，增加跌倒的風險。

■ 記憶力下降：衰老不僅影響身體，還影響大腦的功能。許多人在上了年紀後會發現自己記憶力不如從前，特別是短期記憶容易出現問題，比如忘記剛剛發生的事情。這是因為隨著年齡的增長，大腦中的神經細胞數量減少，神經傳導效率降低，導致記憶力和認知能力下降。

■ 免疫力下降：衰老還會導致免疫系統的功能減弱，身體抵抗疾病和感染的能力下降。年輕時，我們的免疫系統如同一支訓練有素的軍隊，能夠迅速應對入侵的病毒和細菌。但隨著年紀增長，免疫細胞的反應速度變慢，身體對疾病的抵抗能力也減弱。老年人更容易生病，尤其是常見的感冒、流感等感染性疾病，而且恢復的速度也比年輕人慢。正因為如此，老年人在面對一些嚴重的疾病時，往往比年輕人更容易遭受長時間的健康問題。

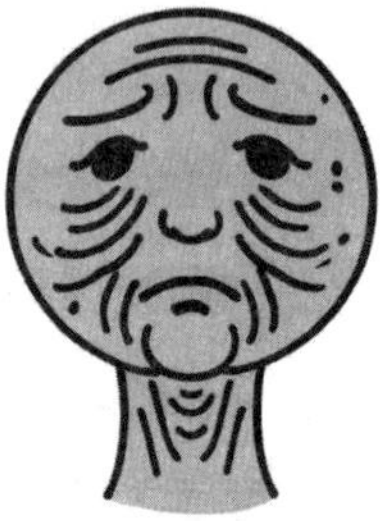
皮膚鬆弛和皺紋

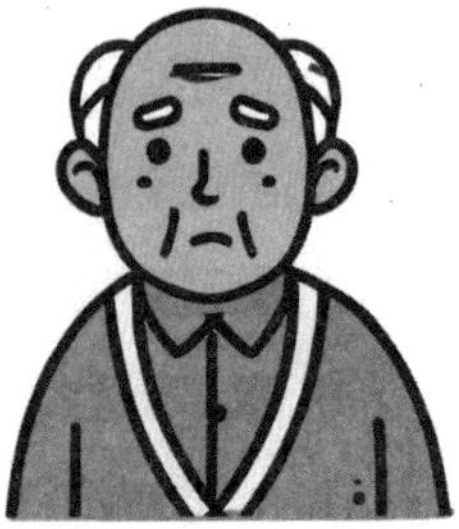
頭髮變白和脫髮

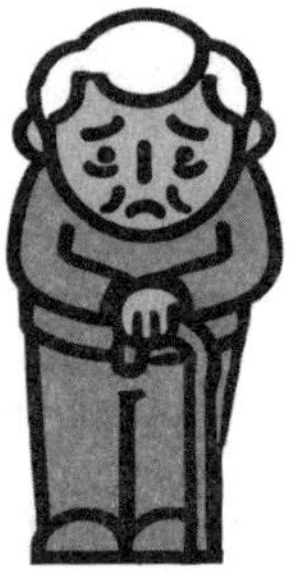
肌肉無力和體能下降

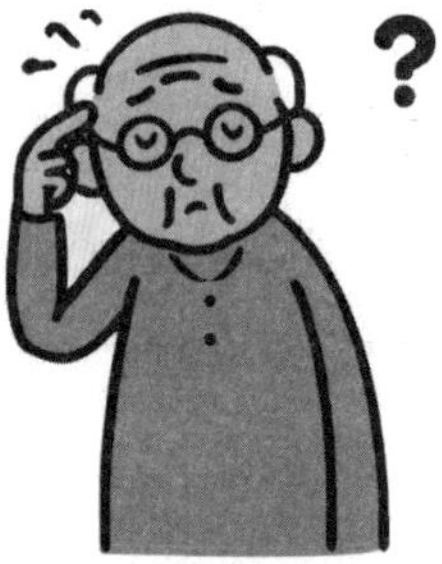
記憶力下降

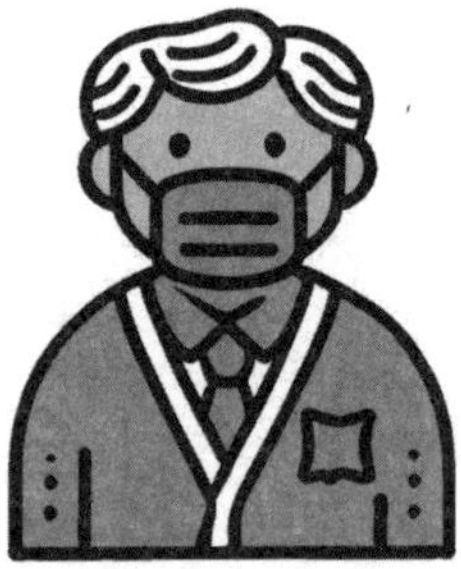
免疫力下降

7.2 我們為什麼會衰老？

衰老，是我們生命中無法回避的一部分。無論是活力四射的年輕人，還是經驗豐富的老年人，衰老的過程都會如影隨形地發生。那麼，為什麼我們會衰老？這個看似簡單的問題，背後卻有許多複雜的科學解釋。

科學家們對這個問題做了很多研究，目前認為衰老是由多種因素共同作用的結果，包括細胞老化、自由基損傷、基因的影響、慢性炎症以及外界環境和生活方式的影響。

首先是細胞老化導致的衰老。我們的身體是由數兆個細胞組成的，每個細胞就像是一個小工廠，不斷地進行分裂和更新，以維持身體的正常運作。然而，細胞並不能無限次地分裂。每當細胞分裂時，染色體末端的「端粒」就會變短。端粒有點像鞋帶末端的塑膠頭，起到保護染色體的作用，防止染色體在分裂時受損。

但隨著細胞的不斷分裂，端粒逐漸變短，最終細胞失去了分裂的能力。這時，細胞就進入了一種「退休」狀態，停止工作。這種現象被稱為「細胞老化」。當越來越多的細胞進入這種老化狀態，身體的修復和更新能力也隨之下降，衰老的跡象就會逐漸顯現出來。

其次，自由基損傷也是影響衰老的重要因素。每天，我們都在呼吸、進食，身體透過這些活動產生能量。但與此同時，也會產生一些「副產品」，例如自由基。自由基是一種非常不穩定的分子，它喜歡到處「搗亂」，會攻擊我們體內的細胞、蛋白質和DNA，導致細胞受損。

年輕時，我們的身體有一種「清道夫」——抗氧化機制，能夠迅速中和自由基，避免它們對細胞造成破壞。然而，隨著年齡增長，抗氧化機制的效率逐漸下降，無法及時清除體內的自由基。這就像是垃圾處理系統變得不那麼有效了，結果是體內的自由基越積越多，慢慢損傷細胞，最終導致衰老。

第三，我們的基因，也在很大程度上決定了我們衰老的速度。有些人天生攜帶的基因能夠讓他們的身體更具抗衰老的能力，細胞更耐用，端粒磨損速度較慢，這使得他們看起來比同齡人更年輕。而另外一些人可能因為基因的不同，在相對較早的年齡就開始顯現出衰老的跡象。

這也解釋了為什麼有些人在相同的年齡段裡，外貌和身體狀態會有明顯差異。有些 60 多歲的人仍然精力充沛，看起來比實際年齡年輕很多，而有些人在 40 歲時就開始顯得蒼老。基因在其中扮演了重要角色，它們決定了我們身體對抗衰老的潛在能力。

第四，隨著年紀的增長，身體內的炎症反應也會慢慢積累。這種低度的慢性炎症被稱為「炎症衰老」(inflammaging)。表面上來看，我們的免疫系統在時刻準備著應對威脅，保護我們免受細菌和病毒的侵害。但隨著時間推移，這種防禦機制開始過度反應，甚至在沒有外來威脅時也會保持「警戒」狀態。

慢性炎症就像是一場看不見的戰爭，持續地攻擊著我們的細胞和組織。這種長期的慢性炎症不僅會破壞細胞，還會加速器官的衰老，甚至與多種年齡相關的疾病（如心血管疾病和糖尿病）息息相關。換句話說，雖然免疫系統是我們的保護傘，但隨著年紀增長，它有時也會變成加速衰老的幫兇。

最後，除了內在的遺傳和生物因素，外界環境和我們的生活方式也對衰老起著至關重要的作用。比如，長期暴露在強烈的紫外線下會導致皮膚提前老化，產生皺紋和色斑；抽菸和過量飲酒也會加速身體的衰老，破壞細胞的功能。相反，健康的生活方式則可以延緩衰老的速度。保持均衡的飲食、適度的運動和充足的睡眠都是有效的「抗衰老武器」。運動可以促進血液迴圈，幫助細胞更好地獲得營養，並且能夠增強肌肉力量，預防肌肉萎縮。充足的睡眠則是身體自我修復的重要時間段，能夠幫助身體清除自由基和修復受損細胞。

總的來說，衰老是一個複雜的、多因素共同作用的過程，它並不僅僅是時間的流逝導致的「自然現象」。從細胞老化到自由基損傷，再到基因、慢性炎症和環境生活方式的影響，衰老是一個不斷積累的過程。

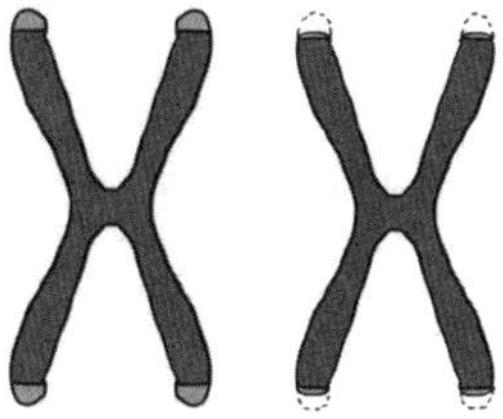

端粒變短

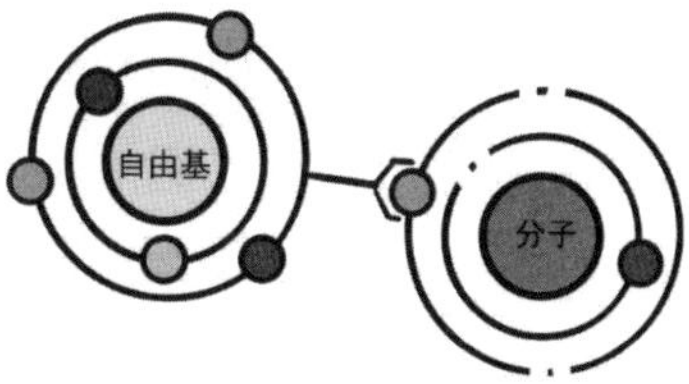

人體內自由基

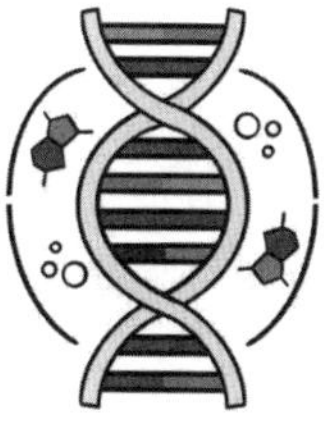

基因

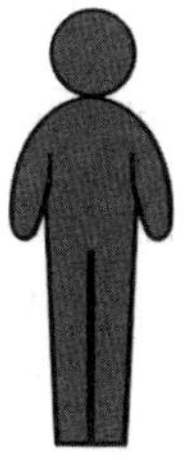

慢性炎症

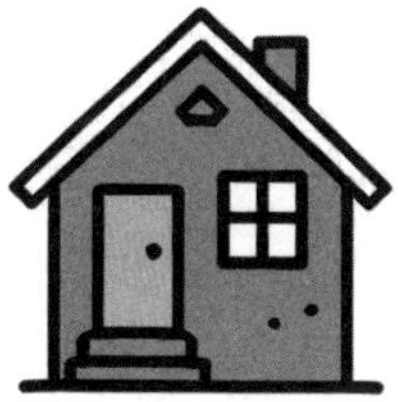

外部因素

雖然我們無法完全阻止衰老的發生，但透過保持健康的生活方式，我們可以有效地減緩這一過程。注意飲食、堅持鍛鍊、保證充足的睡眠，遠離菸酒，減少壓力，這些都是我們應對衰老的有效手段。這樣，即便我們終究會老去，也可以在這條路上走得更從容、更健康。

7.3 衰老是一種疾病嗎？

關於「衰老是一種疾病嗎」的討論一直存在爭議。傳統上，衰老被視為自然過程，隨著時間推移，身體功能逐漸退化。然而，越來越多的科學家認為，衰老可以被看作一種「病理過程」，因為它與許多疾病（包括心臟病、糖尿病和阿茲海默症等）緊密相關。

支持將衰老定義為疾病的科學家們認為，衰老與某些「病變」有著相似的特徵。比如，衰老過程中，身體會經歷多種細胞損傷、基因突變、端粒縮短、慢性炎症和自由基積累等現象。這些變化與典型疾病的發生機制十分相似。

如果我們把衰老當作一種疾病來對待，將能夠推動研究，發展出延緩衰老的療法，並改善人們的健康壽命。

比如，哈佛醫學院的 David Sinclair 教授是衰老研究領域的重要人物之一。他提出，衰老本質上是一種細胞應對 DNA 損傷時發生的錯誤反應。他認為，當細胞因 DNA 損傷而啟動修復機制時，會誤操作某些基因的表達，導致細胞功能紊亂。根據這一理論，衰老是可以透過調整基因表達和細胞功能來控制的。換句話說，科學家們希望透過干預這些衰老機制，來延緩甚至逆轉衰老過程。

儘管一些科學家支持將衰老視為疾病，另一些科學家卻持反對態度。他們認為，衰老是所有生物體不可避免的過程，不應被視為異常狀態或病理現象。與疾病不同，衰老不是由外部病原體引發的，而是細胞自然退化的結果。同時，把衰老歸為疾病，可能會增加社會對老年人的「病態化」看法，加重年齡歧視。老年人已經面臨許多來自社會和文化的偏見，把他們的自然老化過程進一步貼上「病人」標籤，可能帶來更多的負面影響。

總的來說，衰老是否是一種疾病仍在激烈討論中。雖然它是一個不可避免的自然過程，但科學界越來越多的聲音認為，將其視為疾病能夠推動相關研究，改善人類的健康壽命。儘管如此，這一領域的研究還處於早期階段，衰老的本質仍需進一步探索和定義。

抗衰的終極奧義

抵禦衰老的終極奧義並不是讓我們活得更久，而是讓我們在生命的最後幾年依然健康、充滿活力。這背後的重點是「健康壽命」，而非單純的「壽命」。

實際上，許多人認為長壽是抗衰老的關鍵，但長壽並不一定意謂著高品質的生活。隨著醫學的進步，現代社會的人類壽命不斷延長。但如果延長的只是帶病的生命，生活品質低下，甚至需要依靠醫療設備維持生命，這樣的延長無疑失去了意義。很多老年人常常會面臨慢性病的折磨，甚至需要住院長期治療，生活失去了活力與樂趣。現代抗衰老的研究正是要解決這個問題，讓人們能夠在老年時保持健康，享受生活，而不是單純追求長命百歲。

健康壽命意謂著在生命的最後階段，依然能夠自由行動，獨立生活，而不是長期依賴藥物或護理。這不僅是個人的福祉，也是對家庭和社會的減負。家庭不必因為老年人的病痛承受沉重的經濟和心理壓力，而老年人也能有尊嚴地度過晚年。

7.4 老年病：隨年齡增長而普遍

老年病是隨著年齡增長而變得越來越普遍的一類疾病，它們主要影響老年人群體的健康。簡單來說，老年病就是那些在老年階段更容易發生、與衰老密切相關的疾病。雖然有些疾病可能在年輕時也會出現，但隨著年齡的增長，患這些疾病的風險會顯著增加。老年病通常與身體各個系統的退化有關，比如心血管系統、神經系統、骨骼和關節等。

舉個例子，年輕時我們的心臟和血管功能處於最佳狀態，血液能夠順暢地流通，心臟泵血也不需要太費力。然而，隨著年齡的增長，血管逐漸變得不如從前那樣柔軟和彈性，血管壁開始變硬、變窄。這種變化讓心臟不得不更用力地工作，血壓也隨之升高。高血壓是老年人常見的健康問題之一，而高血壓如果不及時管理，會大幅增加患上心臟病和中風的風險。這就是為什麼老年人容易出現心血管疾病的原因。

衰老是導致老年病的根本原因。隨著時間的推移，我們的身體會逐漸失去原本的修復和自我調節能力，各個器官、系統的功能都會下降。比如，年輕時，肝臟、腎臟和心臟等重要器官運作良好，能夠輕鬆處理身體的各種需求。然而，到了老年，這些器官的工作效率開始逐步降低，它們無法像年輕時那樣有效地排毒、過濾血液或調節身體的各種功能。就好像一台老舊的機器，經過多年運作，各個部件已經磨損，效率下降了。

同時，免疫系統也不如從前那麼強大。年輕時，我們的免疫系統反應靈敏，能迅速抵禦外界的病毒和細菌。舉個例子，年輕時如果感冒了，可能幾天就能恢復過來，身體迅速打敗了病毒。但是老年人感冒後，恢復的速度卻慢了很多，甚至可能引發其他的併發症。這是因為隨著年齡增長，免疫系統的反應速度變慢，功能也逐漸衰退。這意謂著老年人更容易受到感染，病毒和細菌更容易攻擊他們的身體，導致他們更容易生病。

身體內部的這些變化看似不可避免，但它們並不是突如其來的，而是一個逐漸積累的過程。隨著年齡的增長，這些微小的變化最終會累積成明顯的健康問題，這就是老年病的由來。

常見的老年病有哪些？

老年病的種類繁多，是隨著年齡增長而更容易發生的一系列健康問題。它們可能在年輕時就已經悄悄存在，但隨著年紀的增加，患這些疾病的風險大幅提升。常見的老年病包括高血壓、第 2 型糖尿病、骨質疏鬆、關節炎、阿茲海默症和心血管疾病等等。這些疾病不僅會影響老年人的生活品質，還可能引發一系列併發症。

高血壓是老年人最常見的健康問題之一。隨著年齡的增長，血管的彈性會逐漸減弱。就好比年輕時血管是一條富有彈性的橡皮管，血液可以順暢地流過，但隨著時間推移，這條「橡皮管」變得僵硬，血液流動不再那麼通暢。為了保持正常的血流，心臟需要更加用力地泵血，這就導致了血壓的升高。如果高血壓得不到控制，它不僅僅是一個「數字」的變化，還可能帶來嚴重的健康問題。高血壓是引發心臟病、中風以及腎功能衰竭的重要原因之一。很多時候，老年人可能並沒有明顯感覺到高血壓的症狀，但這個「隱形殺手」卻在悄悄地損害他們的健康。因此，定期測量血壓，保持血壓在正常範圍內，是老年人保持健康的關鍵。

第 2 型糖尿病也是老年人常見的疾病，特別是在那些生活習慣不太健康的人群中更為常見。隨著年齡增長，身體對胰島素的敏感度會下降，胰島素的分泌量和作用也會受到影響，結果就是血糖水準難以控制。長期處於高血糖狀態不僅僅是讓血糖值偏高這麼簡單，它還會對身體的多個器官造成損害。高血糖會損害眼睛、腎臟、神經系統，甚至增加心血管疾病的風險。很多老年人因為糖尿病而出現視力下降、神經疼痛等症狀。如果不加以控制，糖尿病可能導致視力永久受損，甚至引發腎衰竭。

骨質疏鬆和關節炎也是老年人常見的病症，特別是女性在絕經後，由於體內雌激素水準的下降，骨密度流失得更加迅速。骨質疏鬆會導致骨骼變得脆弱，稍有不慎摔倒就容易發生骨折，特別是髖部和脊柱骨折。這種情況對老年人來說是非常危險的，因為老年人骨折後恢復得非常慢，甚至有些老年人在骨折後無法完全恢復原來的行動能力。而關節炎，尤其是骨關節炎，會導致關節疼痛、僵硬，影響老年人的日常行動能力。想像一下，曾經輕鬆上下樓梯或散步，如今因為膝蓋或手肘的疼痛變得舉步維艱，這對老年人來說是非常痛苦的。關節炎嚴重時甚至會讓老年人失去獨立行動的能力，需要依賴他人的幫助來完成日常生活中的簡單活動。

老年癡呆症也是一種常常出現在老年人群體中等疾病，阿茲海默症則是更為人熟知的老年癡呆症之一。阿茲海默症是一種漸進性的腦部疾病，通常表現為記憶力、判斷力和語言能力的逐漸衰退。老年人患上阿茲海默症後，剛開始可能只是忘記一些瑣碎的事情，比如剛放下的東西忘了放在哪裡，但隨著病情的加重，他們甚至會忘記家人的名字，喪失日常生活自理能力。雖然目前還沒有治癒阿茲海默症的方法，但早期發現和及時干預可以延緩其發展，幫助患者維持更長時間的生活品質。

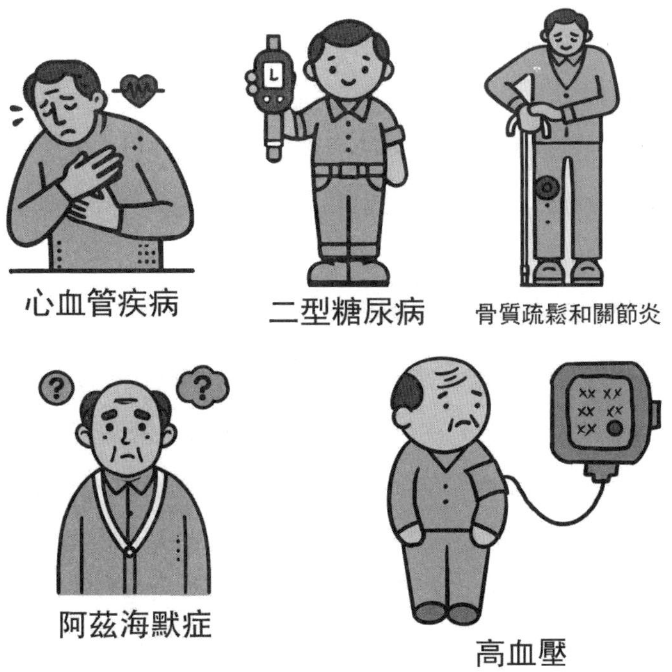

最後，心血管疾病是全球範圍內導致老年人死亡的主要原因之一。隨著年齡增長，血管壁會逐漸變厚、變硬，動脈變得狹窄，血液流動不再那麼暢通，心臟要更加努力才能將血液泵送到全身各處。這增加了冠心病和中風的風險。心血管疾病發展緩慢，很多人可能直到心臟病發作或中風發生前都沒有明顯的症狀。預防心血管疾病，除了要保持健康的生活方式外，定期體檢也是非常重要的，尤其是監測血壓、血脂和血糖水準。這些都是心血管健康的重要指標，透過合理飲食、適度運動和戒菸限酒，老年人可以大幅降低患心血管疾病的風險。

7.5 神奇的長壽基因

你有沒有想過，為什麼有些人似乎比其他人老得更慢，甚至可以活到一百歲以上？長壽不僅僅是運氣，科學家們發現，有些人天生攜帶了一些「神奇的基因」，這些基因能幫助他們延緩衰老過程，提高健康壽命。這些基因的發現和研究也為抗衰老治療帶來了新的可能性。

SIRT 家族：長壽基因的秘密

在眾多研究中，SIRT 家族基因被認為是與長壽密切相關的基因家族之一。特別是 SIRT6，在延緩衰老、修復 DNA 損傷等方面表現得尤為出色。就像汽車維修工在汽車壞了時會馬上動手修理，SIRT6 基因能夠增強細胞中 DNA 的修復能力。DNA 損傷是導致衰老的重要原因之一，因為隨著年齡增長，我們的 DNA 會受到越來越多的損傷，而這些損傷如果得不到及時修復，細胞功能就會下降，最終導致衰老甚至疾病。

SIRT6 就像是「DNA 的保衛者」，它可以減少衰老過程中積累的基因突變，幫助維持細胞的正常功能。科學家們透過實驗發現，啟動 SIRT6 基因能夠顯著延長某些動物的壽命。雖然人類的研究還在進行中，但這類基因無疑為延緩衰老帶來了希望。

此外，科學家們還發現，SIRT 家族基因與低熱量飲食的長壽效應有很大關係。一些人可能聽說過，適度減少卡路里攝入對健康有益。研究表明，限制熱量的攝入會啟動 SIRT 基因。這樣一來，身體會進入一種「自我保護」模式，減少能量消耗，同時減少炎症反應和與年齡相關的疾病。

我們可以理解為，身體透過啟動 SIRT 基因來延緩衰老進程。限制卡路里攝入讓細胞減緩生長速度，從而減少了細胞中的損傷和基因突變。簡單來說，吃得少一點，活得久一點！雖然這聽起來有些極端，但研究已經證明，在老鼠等實驗動物中，熱量限制確實顯著延長了它們的壽命。

IGF 和 mTOR：延緩衰老的關鍵通路

除了 SIRT 家族基因外，還有其他基因通路對衰老和長壽起著重要作用，比如胰島素樣生長因子（IGF-1）和 mTOR 通路。這兩個通路負責調控細胞的生長和代謝，它們就像是身體的「加速器」，幫助細胞快速分裂和生長。在年輕的時候，這種加速器是非常必要的，因為我們需要快速生長和發育，但在年齡增長後，如果一直保持「全速前進」，可能會加速細胞損傷。

當這些通路被抑制時，細胞的生長速度減慢，代謝過程也會相應變得更加溫和，減少了與衰老相關的損傷。實驗表明，抑制 IGF-1 和 mTOR 通路能夠延長動物的壽命，甚至有研究表明，這種抑制效果可以模仿熱量限制帶來的抗衰老效應。科學家們認為，這可能是延緩衰老和減少與年齡相關疾病的重要途徑。

端粒和端粒酶：讓細胞更長壽

端粒的保護也是長壽基因的重要機制之一。端粒是位於染色體末端的一段 DNA，它的作用就像鞋帶的塑膠頭，保護我們的染色體免受損傷。然而，每當細胞分裂時，端粒就會逐漸變短。最終，當端粒變得太短時，細胞就無法再繼續分裂，進入衰老狀態。

幸運的是，體內還有一種叫做端粒酶的酶，能夠延長端粒的長度，確保細胞能夠繼續保持活力。許多與長壽相關的基因，比如 TERT（端粒酶逆轉錄酶），透過延長端粒來延緩細胞衰老的過程。這意謂著，如果我們能夠啟動這些基因，或是增加端粒酶的活性，或許可以幫助細胞延長壽命，從而讓我們的身體保持年輕。

如何利用長壽基因？

長壽基因的魔力不僅僅體現在它們能延長壽命，更重要的是，它們還可以提高老年人的生活品質。這種提高生活品質的能力稱為延長健康壽命。長壽基因透過減少炎症、增強免疫力、降低心血管疾病和癌症的發生率，使老年時期的生活更加健康和活力充沛。

當前，科學家們正在不斷探索如何利用這些神奇的長壽基因來延緩衰老和延長壽命。一些研究已經在動物實驗中取得了顯著的成果，比如透過基因編輯技術，啟動 SIRT 基因或抑制 mTOR 通路，延長實驗動物的壽命。儘管在人類身上進行類似的干預還有很長的路要走，但這些研究為未來的抗衰老治療帶來了無限可能。

隨著科學的進步，未來，我們或許就可以透過啟動這些長壽基因，或透過生活方式的調整來延緩衰老，減少與年齡相關的疾病，讓更多的人在年老時依然充滿活力和健康。畢竟，誰不想擁有一個長壽且健康的未來呢？

Note

參考文獻

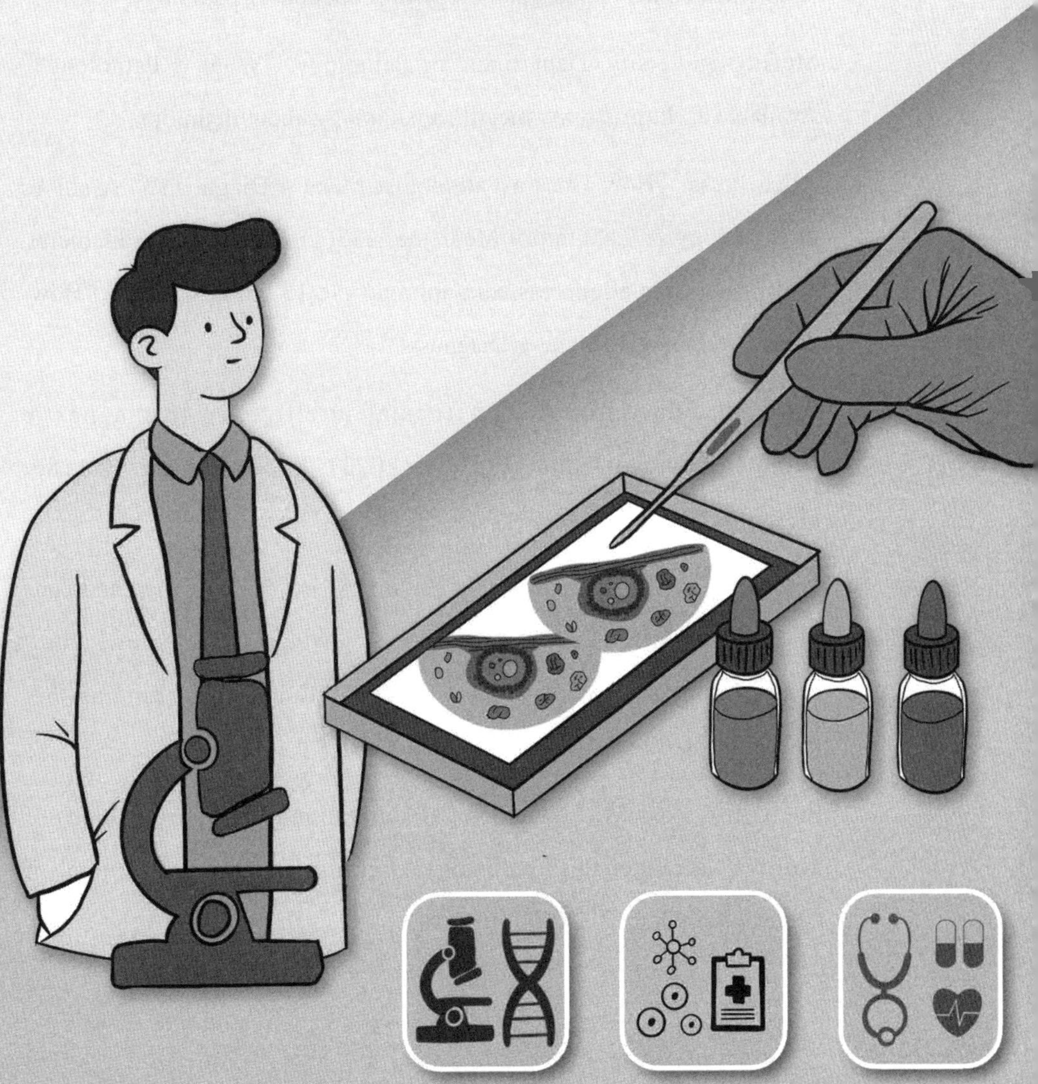

第一章

1. Memorial Sloan Kettering Cancer Center. "The Role of Pathology in Diagnosing Cancer." Available at: https://www.mskcc.org/cancer-care/diagnosis-treatment/diagnosing/role-pathology.

2. SimpleMed. "An Introduction to Pathology." Available at: https://simplemed.co.uk/subjects/pathology/introduction-to-pathology.

3. McGill University, Department of Pathology. "What is Pathology?" Available at: https://www.mcgill.ca/pathology/about/definition.

4. Allen Press. "How Does a Pathologist Make a Diagnosis?" Archives of Pathology & Laboratory Medicine, 133(1), 124–130. Available at: https://meridian.allenpress.com/aplm/article/133/1/124/460600/How-Does-a-Pathologist-Make-a-Diagnosis.

5. Shafi, S., Parwani, A.V. Artificial intelligence in diagnostic pathology. Diagn Pathol 18, 109 (2023). https://doi.org/10.1186/s13000-023-01375-z

6. Pathology News. "Prepare for the Future: AI Is Changing the Landscape of Pathology." Available at: https://www.pathologynews.com/computational-pathology-ai/prepare-for-the-future-ai-is-changing-the-landscape-of-pathology/.

7. Rakha EA, Toss M, Shiino S, et al Current and future applications of artificial intelligence in pathology: a clinical perspective Journal of Clinical Pathology 2021;74:409-414.

第二章

1. Cleveland Clinic. (n.d.). DNA, Genes & Chromosomes. from https://my.clevelandclinic.org/health/body/23064-dna-genes--chromosomes

2. National Human Genomc Research Institute. (n.d.). Genetic Disorders. from https://www.genome.gov/For-Patients-and-Families/Genetic-Disorders

3. Nature Education. (n.d.). Genetic Mutation. from https://www.nature.com/scitable/topicpage/genetic-mutation-1127/

4. Illinois Science Council. (n.d.). How Genetic Mutations Cause — And Prevent — Disease. from https://www.illinoisscience.org/blog/how-genetic-mutations-cause-and-prevent-disease/

5. Cleveland Clinic. (n.d.). Genetic Mutations in Humans. from https://my.clevelandclinic.org/health/body/23095-genetic-mutations-in-humans

6. MedlinePlus. (n.d.). Neutral Mutations. from https://medlineplus.gov/genetics/understanding/mutationsanddisorders/neutralmutations/

7. Wondmkun YT. Obesity, Insulin Resistance, and Type 2 Diabetes: Associations and Therapeutic Implications. Diabetes Metab Syndr Obes. 2020;13:3611-3616.https://doi.org/10.2147/DMSO.S275898

8. Cleveland Clinic. Diabesity: The Connection Between Obesity and Diabetes. https://health.clevelandclinic.org/diabesity-the-connection-between-obesity-and-diabetes

9. Centers for Disease Control and Prevention. (n.d.). Insulin Resistance and Type 2 Diabetes. https://www.cdc.gov/diabetes/about/insulin-resistance-type-2-diabetes.html

10. Cleveland Clinic. (n.d.). Insulin Resistance. https://my.clevelandclinic.org/health/diseases/22206-insulin-resistance

11. Cleveland Clinic. (n.d.). Prediabetes. https://my.clevelandclinic.org/health/diseases/21498-prediabetes

12. Cornish, A.J., Filippis, I., David, A. et al. Exploring the cellular basis of human disease through a large-scale mapping of deleterious genes to cell types. Genome Med 7, 95 (2015). https://doi.org/10.1186/s13073-015-0212-9

13. Javadov, Sabzali, Andrey V. Kozlov, and Amadou K. S. Camara. 2020. "Mitochondria in Health and Diseases" Cells 9, no. 5: 1177. https://doi.org/10.3390/cells9051177

14. San-Millán, Iñigo. 2023. "The Key Role of Mitochondrial Function in Health and Disease" Antioxidants 12, no. 4: 782. https://doi.org/10.3390/antiox12040782

第三章

1. Encyclopaedia Britannica. (n.d.). The Structure of Biological Molecules. https://www.britannica.com/science/cell-biology/The-structure-of-biological-molecules

2. Biology Dictionary. (n.d.). Cell Structure. https://biologydictionary.net/cell-structure/

3. LibreTexts. (n.d.). Cell Structure and Function. https://med.libretexts.org/Bookshelves/Anatomy_and_Physiology/Human_Anatomy_and_Physiology_Preparatory_Course_(Liachovitzky)/04%3A_Smallest_Level_of_Complexity_Alive-_Cells_Their_Structures_and_Functions/4.01%3A_Cell_Structure_and_Function

4. Byju's. (n.d.). Cell Organelles. https://byjus.com/biology/cell-organelles/

5. Behl, T.; Makkar, R.; Anwer, M.K.; Hassani, R.; Khuwaja, G.; Khalid, A.; Mohan, S.; Alhazmi, H.A.; Sachdeva, M.; Rachamalla, M. Mitochondrial Dysfunction: A Cellular and Molecular Hub in Pathology of Metabolic Diseases and Infection. J. Clin. Med. 2023, 12, 2882. https://doi.org/10.3390/jcm12082882

6. Open Oregon. "Cancer and the Cell Cycle." Available at: https://openoregon.pressbooks.pub/mhccmajorsbio/chapter/cancer-and-the-cell-cycle/.

7. Merck Manual Professional Edition. "Cellular and Molecular Basis of Cancer." Available at: https://www.merckmanuals.com/professional/hematology-and-oncology/overview-of-cancer/cellular-and-molecular-basis-of-cancer#Environmental-Factors_v977336.

8. Biology LibreTexts. “Cancer and the Cell Cycle.” Available at: https://bio.libretexts.org/Courses/Lumen_Learning/Fundamentals_of_Biology_II_(Lumen)/14%3A_Module_11-_Cell_Division_and_Cell_Cycle/14.07%3A_Cancer_and_the_Cell_Cycle.

9. National Cancer Institute. “What Is Cancer?” Available at: https://www.cancer.gov/about-cancer/understanding/what-is-cancer.

第四章

1. Moore LSP, Hatcher JC. Biology of Bacteria, Viruses, Fungi and Parasites and the Host–Pathogen Interactions. In: Infectious Diseases, Microbiology and Virology: A Q&A Approach for Specialist Medical Trainees. Cambridge University Press; 2019:1-23.

2. Microchem Laboratory. “Introduction to Bacteria, Viruses, Fungi, and Parasites.” Available at: https://microchemlab.com/information/introduction-bacteria-viruses-fungi-and-parasites/.

3. Verywell Health. “What Is a Pathogen?” Available at: https://www.verywellhealth.com/what-is-a-pathogen-1958836.

4. Oregon State University. “Barrier Defenses and the Innate Immune Response.” Available at: https://open.oregonstate.education/aandp/chapter/21-2-barrier-defenses-and-the-innate-immune-response/.

5. Oregon State University. "How Pathogens Cause Disease." Available at: https://open.oregonstate.education/microbiology/chapter/15-2how-pathogens-cause-disease/.

6. Wikipedia. "SARS-CoV-2." Available at: https://en.wikipedia.org/wiki/SARS-CoV-2.

7. European Centre for Disease Prevention and Control. "COVID-19 Questions and Answers: Basic Facts." Available at: https://www.ecdc.europa.eu/en/covid-19/questions-answers/questions-answers-basic-facts.

8. Johns Hopkins Medicine. "Coronavirus (COVID-19)." Available at: https://www.hopkinsmedicine.org/health/conditions-and-diseases/coronavirus.

9. ScienceDaily. "New COVID-19 Vaccine Boosts Immunity in the Elderly." Available at: https://www.sciencedaily.com/releases/2023/12/231201173215.htm.

10. Centers for Disease Control and Prevention (CDC). "Understanding How Vaccines Work." Available at: https://www.cdc.gov/vaccines/hcp/conversations/understanding-vacc-work.html. Yale Medicine. "Vaccine Basics." Available at: https://www.yalemedicine.org/news/vaccine-basics.

11. Cleveland Clinic. "Bacteria: Definition, Types, Benefits, Risks & Examples." Available at: https://my.clevelandclinic.org/health/articles/24494-bacteria.

12. ReAct. “Bacteria Are Essential for Human Life.” Available at: https://www.reactgroup.org/toolbox/understand/bacteria/bacteria-are-essential-for-human-life/.

第五章

1. Da Poian, A. T., El-Bacha, T. & Luz, M. R.M.P. (2010) Nutrient Utilization in Humans: Metabolism Pathways. Nature Education 3(9):11

2. Jens Juel Christiansen, Christian B. Djurhuus, Claus H. Gravholt, Per Iversen, Jens Sandahl Christiansen, Ole Schmitz, Jørgen Weeke, Jens Otto Lunde Jørgensen, Niels Møller, Effects of Cortisol on Carbohydrate, Lipid, and Protein Metabolism: Studies of Acute Cortisol Withdrawal in Adrenocortical Failure, The Journal of Clinical Endocrinology & Metabolism, Volume 92, Issue 9, 1 September 2007, Pages 3553–3559, https://doi.org/10.1210/jc.2007-0445

3. Derks, T.G.J., Lubout, C.M.A., Woidy, M., Santer, R. (2022). Disorders of Carbohydrate Absorption, Transmembrane Transport and Metabolism. In: Blau, N., Dionisi Vici, C., Ferreira, C.R., Vianey-Saban, C., van Karnebeek, C.D.M. (eds) Physician’s Guide to the Diagnosis, Treatment, and Follow-Up of Inherited Metabolic Diseases. Springer, Cham. https://doi.org/10.1007/978-3-030-67727-5_39

4. Angin, Y., Beauloye, C., Horman, S., Bertrand, L. (2016). Regulation of Carbohydrate Metabolism, Lipid Metabolism, and Protein Metabolism by AMPK. In: Cordero, M., Viollet, B. (eds) AMP-activated Protein

Kinase. Experientia Supplementum, vol 107. Springer, Cham. https://doi.org/10.1007/978-3-319-43589-3_2

5. Pethusamy, K., Gupta, A., Yadav, R. (2019). Basal Metabolic Rate (BMR). In: Vonk, J., Shackelford, T. (eds) Encyclopedia of Animal Cognition and Behavior. Springer, Cham. https://doi.org/10.1007/978-3-319-47829-6_1429-1
6. Cleveland Clinic. Metabolism: What It Is, How It Works, and Disorders. Available online: https://my.clevelandclinic.org/health/body/21893-metabolism
7. Gonzalez, J.T. Carbohydrate Metabolism in Health and Disease. Nutrients. Available online: https://www.mdpi.com/journal/nutrients/special_issues/Carbohydrate_Metabolism_Health_Disease
8. What Determines the Basal Rate of Metabolism? Journal of Experimental Biology. Available online: https://journals.biologists.com/jeb/article/222/15/jeb205591/3856/What-determines-the-basal-rate-of-metabolism

第六章

1. Cleveland Clinic. "What's Happening in My Body When I Have a Fever?" Available at: https://health.clevelandclinic.org/whats-happening-in-my-body-when-i-have-a-fever

2. Protsiv, M., Ley, C., Lankester, J., Hastie, T., & Parsonnet, J. (2020). Decreasing human body temperature in the United States since the industrial revolution. eLife, 9, e49555. https://doi.org/10.7554/eLife.49555

3. Pantea Stoian, A. M., Martu, M.-A., Serafinceanu, C., & Gruden, G. (2023). The Bidirectional Relationship between Periodontal Disease and Diabetes Mellitus—A Review. Diagnostics, 13(4), 681. https://doi.org/10.3390/diagnostics13040681

4. Barutta, F., Bellini, S., Durazzo, M., & Gruden, G. (2022). Novel Insight into the Mechanisms of the Bidirectional Relationship between Diabetes and Periodontitis. Biomedicines, 10(1), 178. https://doi.org/10.3390/biomedicines10010178

5. Chapple, I. L., & Genco, R. (2013). Diabetes and periodontal diseases: consensus report of the Joint EFP/AAP Workshop on Periodontitis and Systemic Diseases. Journal of Clinical Periodontology, 40(Suppl 14), S106–S112. https://doi.org/10.1111/jcpe.12077

6. Recalde Martina,Pistillo Andrea,Davila-Batista Veronica et al. Longitudinal body mass index and cancer risk: a cohort study of 2.6 million Catalan adults.[J] .Nat Commun, 2023, 14: 3816.

7. Georgia E. Hodes, Madeline L. Pfau,Marylene Leboeuf, et al. Individual differences in the peripheral immune systempromote resilience versus susceptibility to social stress. Proceedings of theNational Academy of Sciences of the United States of America; 2014; 111(45):16136–16141.

8. Frontiers in Pharmacology. (2022). Chronic inflammation, cancer development and immunotherapy. Retrieved from https://www.frontiersin.org/journals/pharmacology/articles/10.3389/fphar.2022.1040163/full

第七章

1. Science-Based Medicine. (n.d.). Aging: Is it a preventable disease? from https://sciencebasedmedicine.org/aging-is-it-a-preventable-disease/
2. Passarino, G., De Rango, F. & Montesanto, A. Human longevity: Genetics or Lifestyle? It takes two to tango. Immun Ageing 13, 12 (2016). https://doi.org/10.1186/s12979-016-0066-z
3. Li, Y., Tian, X., Luo, J. et al. Molecular mechanisms of aging and anti-aging strategies. Cell Commun Signal 22, 285 (2024). https://doi.org/10.1186/s12964-024-01663-1
4. Milta O Little, John E Morley, Healthcare for older adults in North America: challenges, successes and opportunities, Age and Ageing, Volume 51, Issue 10, October 2022, afac216, https://doi.org/10.1093/ageing/afac216
5. Maresova, P., Javanmardi, E., Barakovic, S. et al. Consequences of chronic diseases and other limitations associated with old age – a scoping review. BMC Public Health 19, 1431 (2019). https://doi.org/10.1186/s12889-019-7762-5

6. Keystone Health. Geriatric Diseases: Age-Related Medical Conditions & Illnesses. Available online: https://keystone.health/geriatric-diseases

Note

Note

博碩文化

博碩文化